임상간호 실무교육 ❶

핵심 ECG 정오집

ELECTROCARDIOGRAPHY

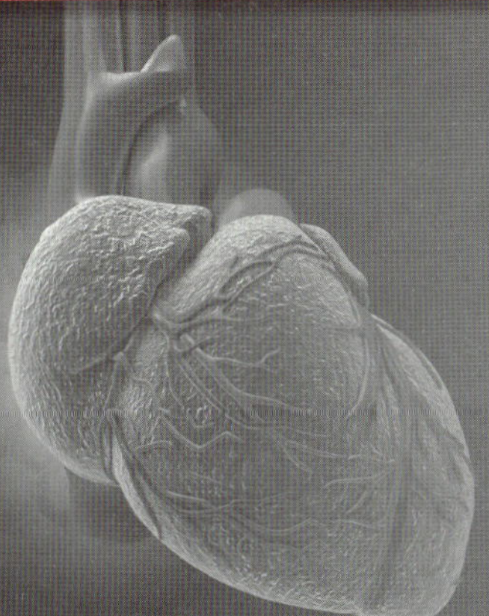

김옥숙 김송순 서영승 김순구 강영숙 박의정 조상희 김향수 공저

정담미디어

- 심박수 세는 법 ②

  6초 계산방법: 이 방법은 규칙적이거나 불규칙적인 리듬에서 모두 사용 가능한 방법이다.
  6초 간격 안에 있는 QRS군의 수를 센 후에 이것을 10으로 곱하면 1분간의 심박동수가 된다.
  예) 6초 간격의 QRS군 수가 8개였다면 8×10=80/분

- 심박수 세는 법 ③

$$심박수 = \frac{300}{\text{R-R 간격의 코마 수}}$$

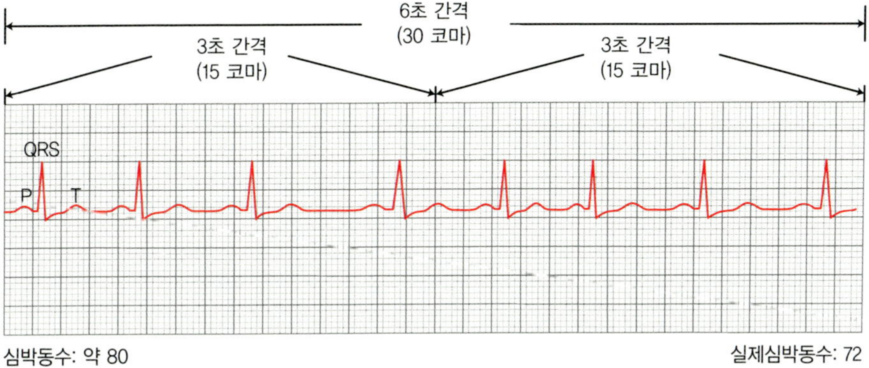

부정맥 심박수 세는 법

부정맥이 규칙적인 리듬인 경우

- R–R 간격; 3코마(15mm) 이하: 빈맥
- R–R 간격; 5코마(25mm) 이상: 서맥

부정맥이 불규칙한 리듬인 경우

- 60초(300코마) full check–60초 안의 R과 R 보기
- 10초(50코마)내 QRS군 수×6

빠른 심방조동

- 2;1 전도의 심방조동(F파 2개당 QRS 1개)
- 매우 심한 1;1 전도(F파 1개당 QRS 1개)의 심방조동의 경우 심한 호흡곤란이 나타난다.

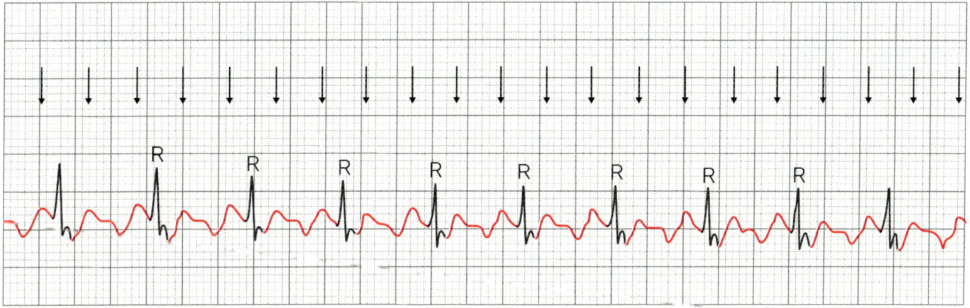

화살표는 F파, F파 2개에 QRS 1개(2 ; 1 전도)가 있다.

Potassium

K⁺가 많을 때 텐트모양의 T파, PR 간격의 연장, 편평한 P파, 넓어진 QRS

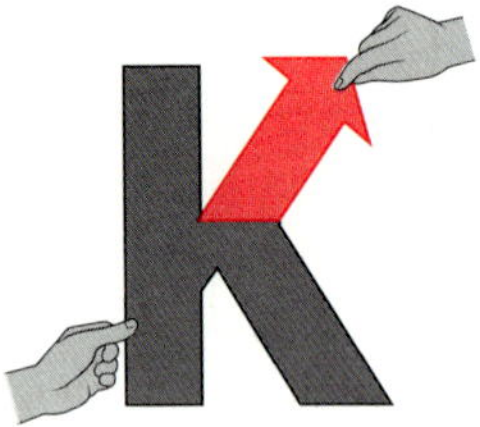

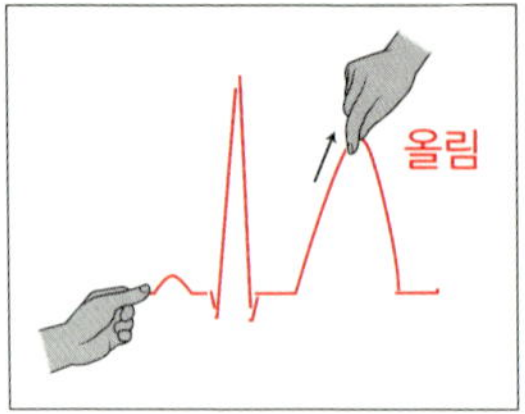

1. RI 10-20u 정주로 혈중칼륨을 세포내로 이동시킨다.
2. 칼륨과다의 길항효과를 감소시키기 위해 Calcium gluconate 정주
3. β-agonists(Albuterol) 정주로 세포내 칼륨이동 촉진
4. Kayexalte을 이용한 양이온교환수지를 경구투여 혹은 정체관장으로 장관내 포타슘 배설촉진
5. 신부전환자의 경우 투석

고칼륨혈증 Hyperkalemia

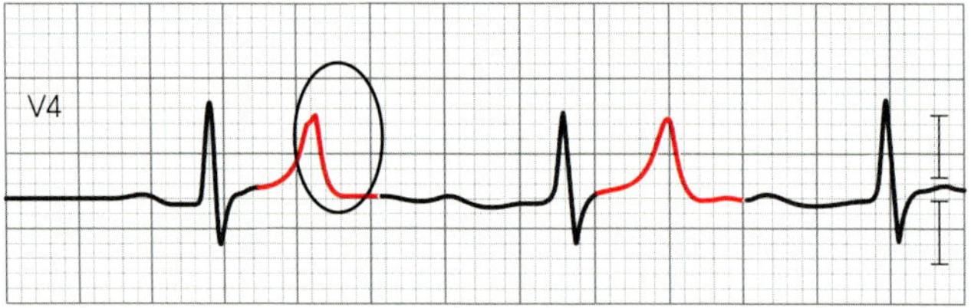

K+가 적을 때 T파가 낮아지고 U파 발생, PR간격의 연장

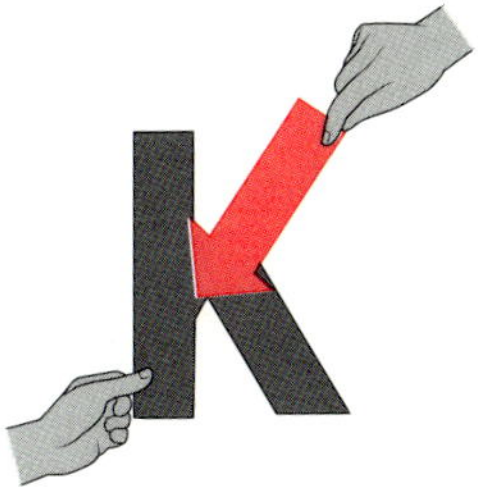

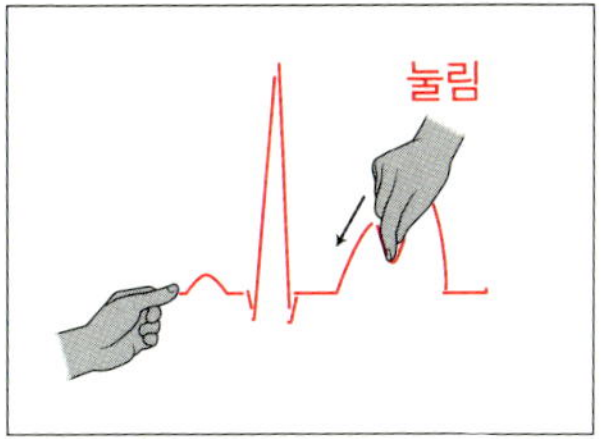

1. K 경구투여
2. K 정주
3. 이뇨제로 인한
   저칼륨혈증은 포타슘보충제,
   포타슘보유이뇨제를 투여

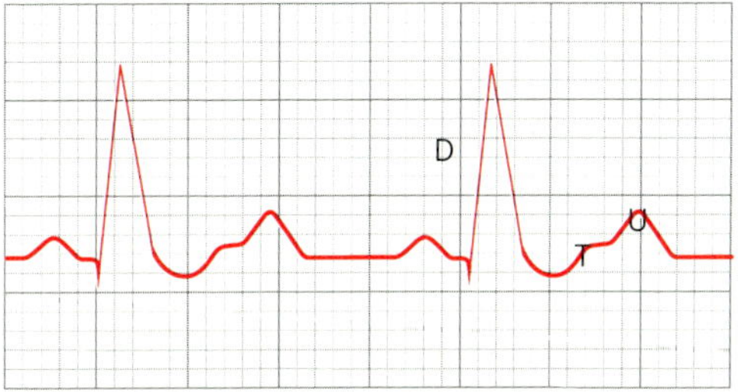

→ Kcl을 용액에 mix하여 서서히 주입(심장 moniter)

전중격 심근경색

진단기준: V1, V2, V1~V3에 Q파, V1, V2에 R파 상향 진행 없음, ST분절 상승

정상심전도

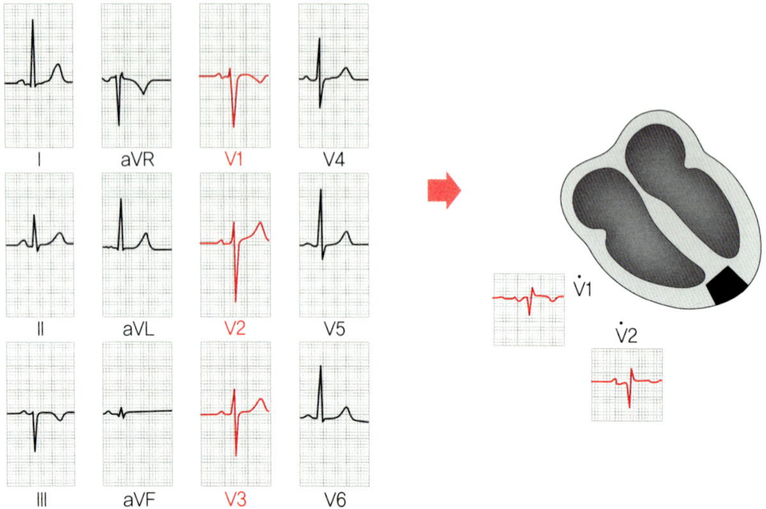

V1에서 중요한 P wave

V1에서 P wave는 심방의 수축으로 산과 골의 순으로 2상성(diphasic pattern)

심방은 우심방 → 좌심방의 순으로 수축하므로 V1에서 P wave는 산 → 골 순으로 기록된다.

산 → 우심방수축, 골 → 좌심방수축

예) 산이 높다(0.25mV 이상) → 우심방의 수축이 강하다 → 우심방비대
골이 깊거나(높이 1mm 이상) 넓다(폭이 넓어짐) → 좌심방 수축이 강하다 → 좌심방비대

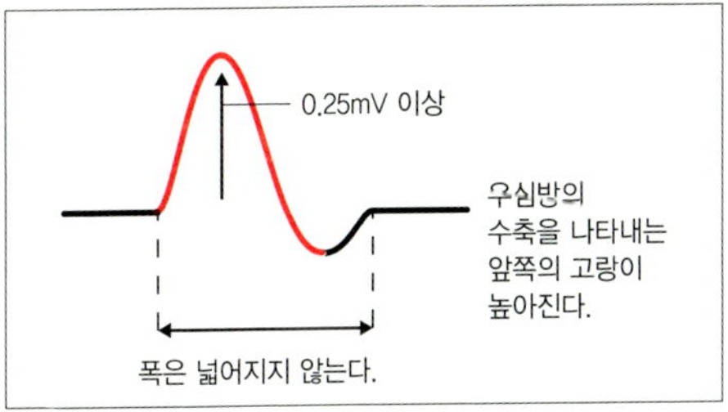

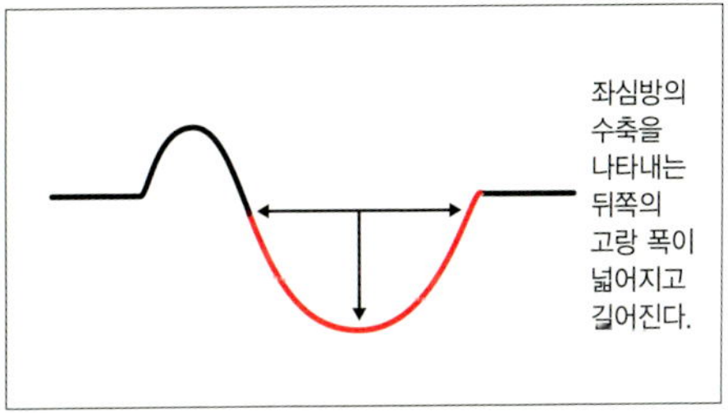

양심방비대

V1에서 P파 골이 깊고 II에서
P파 0.25mv 이상

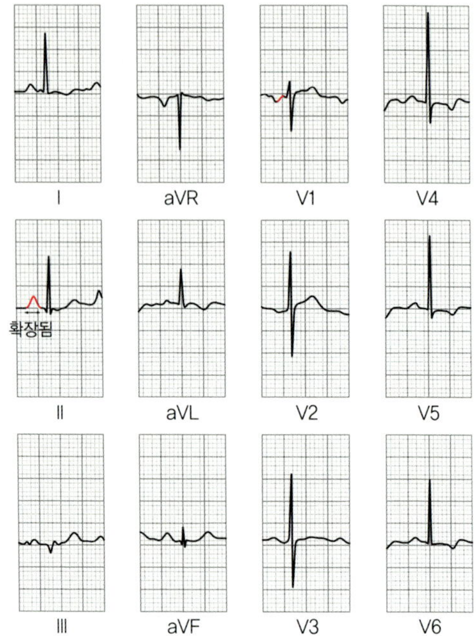

③ 강심제: 심근수축력 강화

- digitalis 제제(digoxin과 digitoxin)
- 기타 강심제
  - Dobutamine: 심장수축력, 심박출량 증가 → 심근관류 호전
  - Levosimendan(Sim dax): 심근세포에서 Troponin C와 결합하여 심장수축력 증가 (∴ 심근경색 위험성 높은 대상자에게 투여)

④ Dopamine과 Dobutamine(β-교감신경 차단제)

- 일부 심부전 대상자 상태 호전(높은 수치의 교감신경 자극/카테콜라민에 장기간 노출되면 심장기능 악화 ↔ β-교감신경 차단제는 높은 수치의 교감신경 자극/카테콜라민에 장기간 노출되는 현상 줄이고, 이환율/사망률 줄여주고 삶의 질 향상
- ACE 억제제, Captopril, Enalpril, Lisinopril, Ramipril, 이뇨제 치료 후 천천히 시작함
- β-차단제: Carvediolol, Metoprlol, Bisoprolol이 심부전에 효과적임
- 낮은 용량 투여 → 용량 증가(서맥, 저혈압 관찰)
- 매일 체중 측정, 심부전 악화 증상 교육, 혈압, 맥박, 활동지속성, 기좌호흡, 피로 사정)

Ⅲ 심부전

비수술 요법

■ 비침습적 방법

① 지속적 양압요법(Continuous positive airway pressure, CAPA)

- 대상자에게 수면 무호흡 있을 때 이용
- 수면 무호흡 → 심장으로 가는 산소 감소(관상동맥질환의 직접적 원인)
- 수면무호흡 완화, 전부하, 후부하, 혈압, 부정맥 감소 → 심박출량/박출계수 늘림

② 심장 재동기화 요법(Cardiac resynchronization therapy, CRT)

- 좌우심실에 박동 형성하는 방법, 전기충격 주어 심실이 정상 수축주기에 수축하도록 함
- 박출계수, 심박출량, 평균 동맥압 향상, NYHA class III, IV 심부전 대상자의 박출계수 35% 미만 시 적용

③ 유전자요법(Gene therapy)

- 심장이식 할 수 없는 말기심부전 환자에게 적용, 좌심실 성장인자 주사
- 연구단계임

수술 요법

■ 침습적 방법

① 좌심실 보조기구

② 우심실 보조기구

③ 새로운 수술법

- 부분적 좌심실 절제술
- 심실내부 원형 첩포술
- Acorn 심장 지지장치

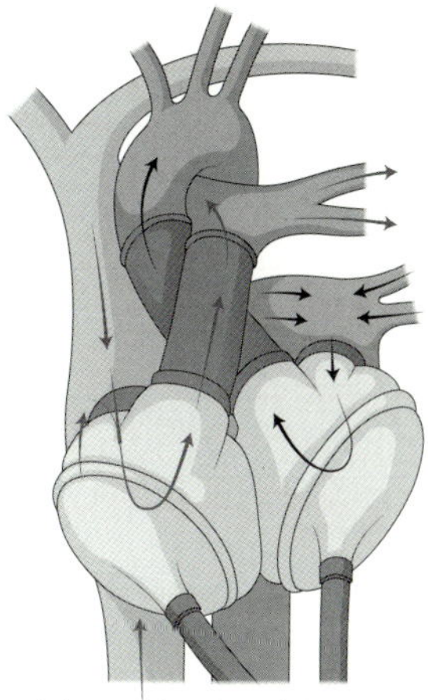

좌심실 보조기구와 우심실 보조기구

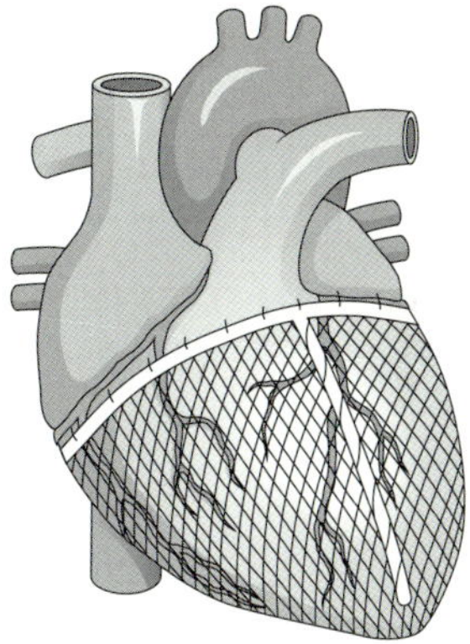

Acorn 심장 지지장치

Test 1

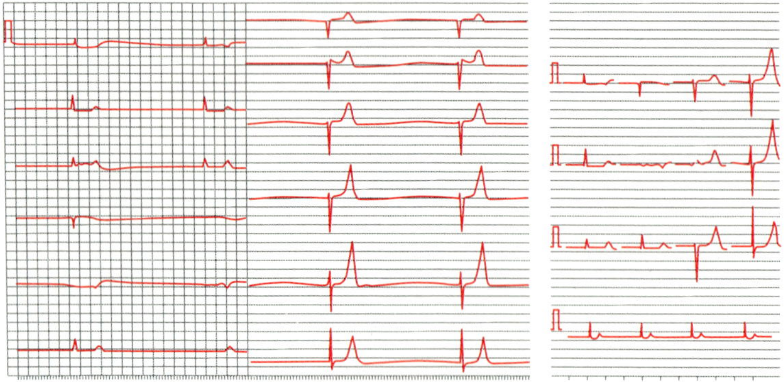

정답 1. Rate; 26회/분
2. Sius bradycardia
3. tall T; Hyperkalemia

임상간호 실무교육 ❶

핵심 ECG 정오집

ELECTROCARDIOGRAPHY

임상간호 실무교육 ❶

핵심 ECG

임상간호 실무교육 ❶

핵심 ECG

2015년 8월 21일 1판 1쇄 인쇄
2015년 8월 31일 1판 1쇄 발행

지은이 | 김옥숙 · 김송순 · 서영승 · 김순구 · 강영숙 · 박의정 · 조상희 · 김향수
펴낸이 | 김진환
펴낸곳 | 정담미디어 · (주) 학지사
121-838 서울특별시 마포구 양화로 15길 20 마인드월드빌딩
대표전화_ 02-330-5188 팩스_ 02-326-0338
등 록 | 2010년 2월 8일 제313-2010-36호
메 일 | jdmpub@jdmpub.com
홈페이지 | http://www.jdmpub.com

ISBN 978-89-6069-491-0 93510

가 격 | 17,000원

※ 정담미디어는 학지사의 자매회사입니다.

임상간호 실무교육 ❶

핵심 ECG

ELECTROCARDIOGRAPHY

김옥숙 김송순 서영승 김순구 강영숙 박의정 조상희 김향수 공저

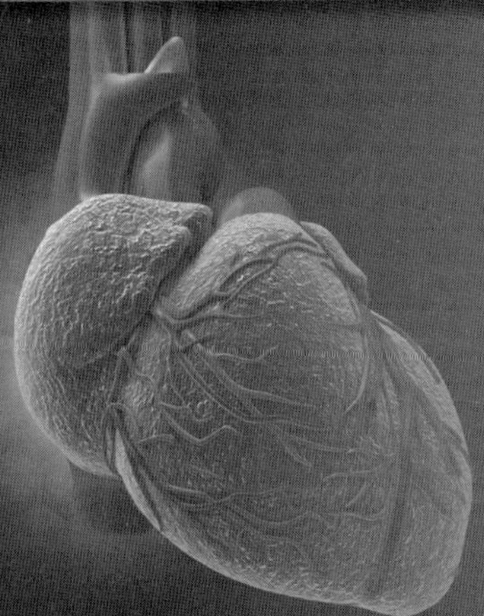

정담미디어

저자 소개

김옥숙 춘해보건대학교

김송순 동원과학기술대학교

서영승 동의과학대학교

김순구 대구보건대학교

강영숙 부산여자대학교

박의정 경남정보대학교

조상희 문경대학교

김향수 중원대학교

머리말

최근 보건의료 환경의 화두로 감염 관리, 환자와 의료진의 안전, 지역사회 보건의료 체계, 대중 보건 교육 및 고도의 인간애에 근거한 서비스 마인드 등이 떠오르고 있다. 이러한 보건 환경에 따른 사회적 요구를 맞추기 위해서는 높은 임상실무능력을 지닌 간호사, 세련되고 노련한 비판적 사고, 효율적 의사소통 등으로 가장 좋은 최신의 근거를 실무에 수행하는 것이 필요하다.

최근 워크숍에서 발표된 자료에 의하면 간호사가 주로 사용하는 정보는 교과서나 동료 간호사 등에게서 얻은 정보라고 한다. 그러나 매년 교과서가 출간되지 못하여 최신 자료를 활용하지 못하거나, 전문가들의 의견 차이로 간호실무 중재에 일부 제한점이 있다. 또한, 임상에서 근무하는 졸업생들에게서 ECG에 관한 책을 추천해달라는 요청을 받을 때마다 임상실무에서 간호사들이 쉽게 접근할 수 있는 유익한 책이 없을까 고민한 적이 있었다. 이에 심도 깊은 선행학습을 원하는 학습자나 임상간호사에게 ECG에 대한 임상 노하우를 주기로 마음먹은 지 몇 년의 세월이 흘렀다. 그간의 갈증이 발동되어 대학교 내에서 가장 바쁜 간호대학 교수들이 뜻을 모아 주말에도 쉬지 않는 열정과 집중력을 발휘하여 각자의 잠재력과 성취감의 산물로 이 책을 만들게 되었다.

핵심 ECG는 부정맥, 허혈성 심질환, 심부전으로 구성하였고, 실제 임상현장에서 체험한 필수적인 ECG에 대한 학습내용을 수록하여 새로운 임상지식을 실무에 통합시키고 활용하여 간호사들의 간호 역량을 증대시켜 환자 안전 및 구명 등의 간호업무 효과 달성 및 효율성에 중점을 두었다.

이 책을 출간하도록 도움 주신 정담미디어 김진환 사장님께 가장 큰 감사의 말씀을 드리고, ECG에 대한 최신 정보를 검토해 주신 정준훈님, 무더운 날의 작업이 헛되지 않게 정말 좋은 책을 만들도록 노력하겠다는 박형우 전무, 새벽까지 진행된 릴레이 토론에 함께 한 권승하 부장, 안호연 부장, 김덕호 과장에게도 감사의 인사를 전한다.

끝으로, 간호업무에서 ECG에 대한 무더위를 날릴 시원한 산들바람이 되기를 기대하며, 한국간호학의 역사적 의미를 준 2015년에 개최된 ICN과 특히 메르스 현장에서 용감하게 자신의 의무를 다한 임상 간호사들이 보여준 감동은 우리 모두에게 간호관의 전환을 경험하게 하였다.

모든 간호사들에게 존경과 사랑을 보낸다.

2015년 8월 **저자 일동**

차례

I 부정맥 Arrhythmias

심전도(ECG)의 이해

부정맥의 종류

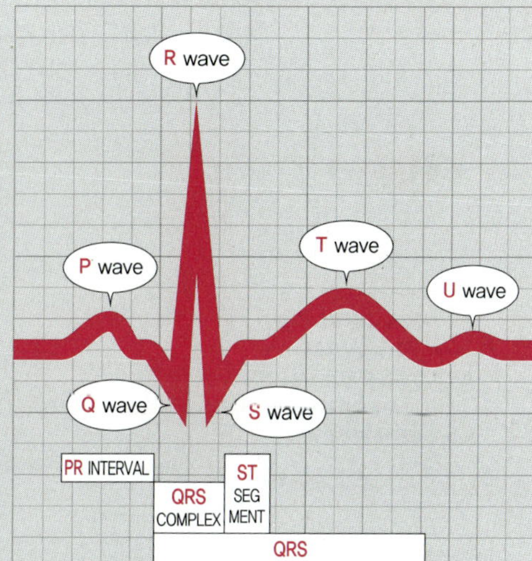

심전도란?

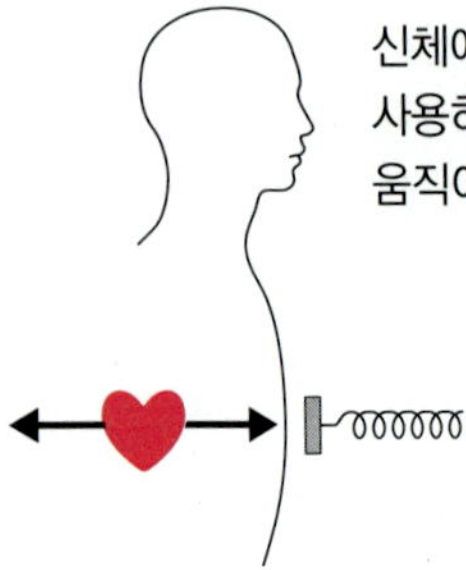

신체에 부착한 전극을
사용하여 흥분파가
움직이는 방향을 보는 검사

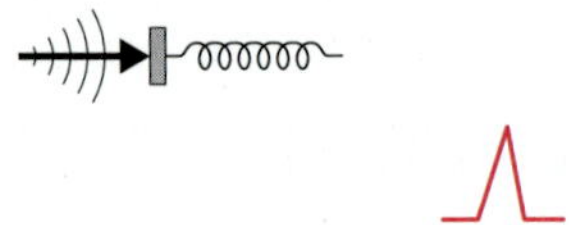

흥분파가 전극에 가까워지면
(+) wave로 기록된다.

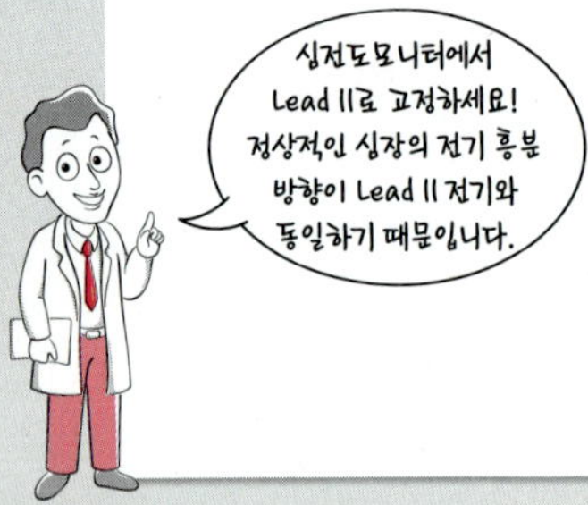
심전도모니터에서
Lead II로 고정하세요!
정상적인 심장의 전기 흥분
방향이 Lead II 전기와
동일하기 때문입니다.

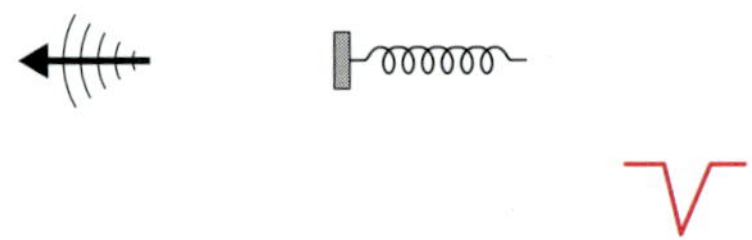

반대로 멀어지면 (–) wave로 기록된다.

심전도 기록법: 표준 12 유도법

전극을 신체의 몇 군데에 부착해 여러 각도에서 심장을 바라보면 흥분이 전해지는 방향을 알 수 있다.

- 표준유도 → I, II, III
- 증폭사지유도 → aVR, aVL, aVF
- 흉부유도 → V1, V2, V3, V4, V5, V6

표준유도와 증폭사지유도는 심장 **전면**의 심전도,
흉부유도는 **수평면**의 심전도를 나타낸다.

■ 표준유도 → I, II, III

▶ 심장을 앞이마에서 자른 면 즉, 전면(수직면)의 관측지점

- (+)극에서 (−)극을 "바라보는것"
- 두 개의 전극으로 구성되어 있어 양극 유도(bipolar lead)라 하며, 심장의 전기적 활동을 이들 부위간의 전위차를 기록한다. 두 개의 전극부착 부위 중 한 부위는 양극(positive), 나머지 부위는 음극(negative)으로 구성된다.

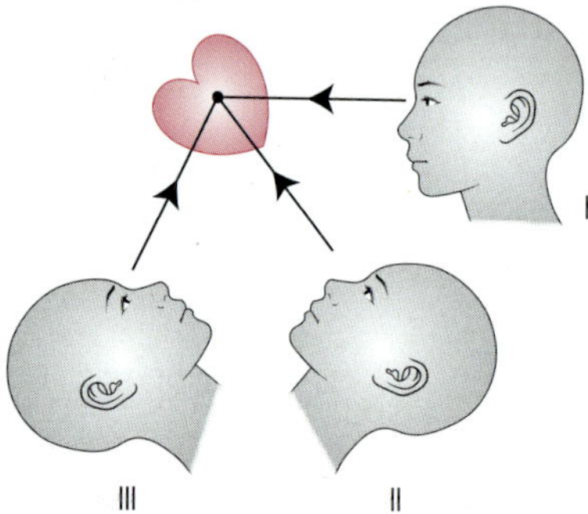

I 유도 (lead I)

음극 RA와
양극 LA로 구성

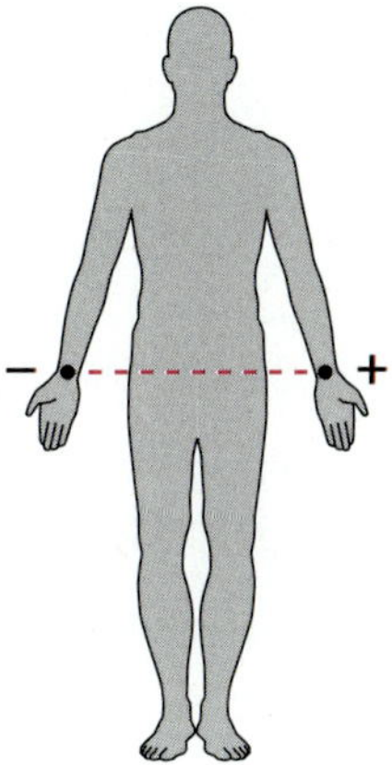

II 유도 (lead II)

음극 RA와
양극 LL로 구성

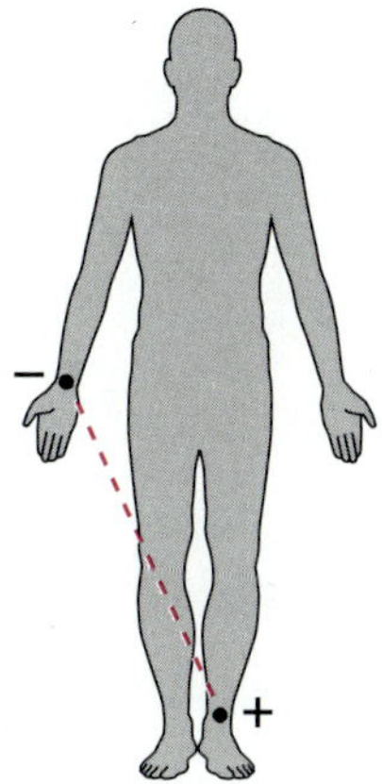

III 유도 (lead III)

음극 LA와
양극 LL로 구성

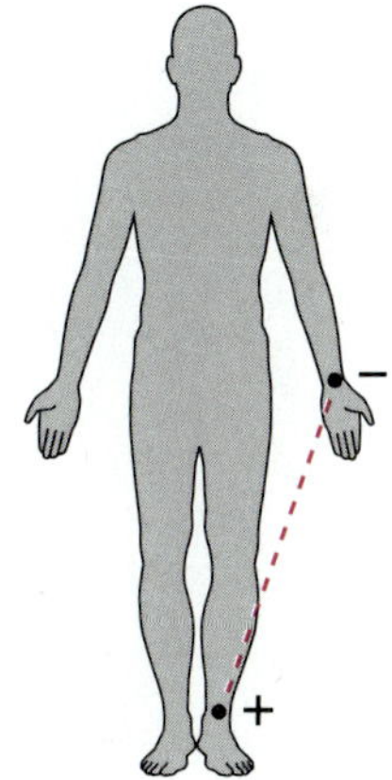

Einthoven 삼각형

I 유도와 III 유도에서의 전압 높이 또는 깊이의 합은 II 유도에서의 전압의 높이 또는 깊이와 동일하다.

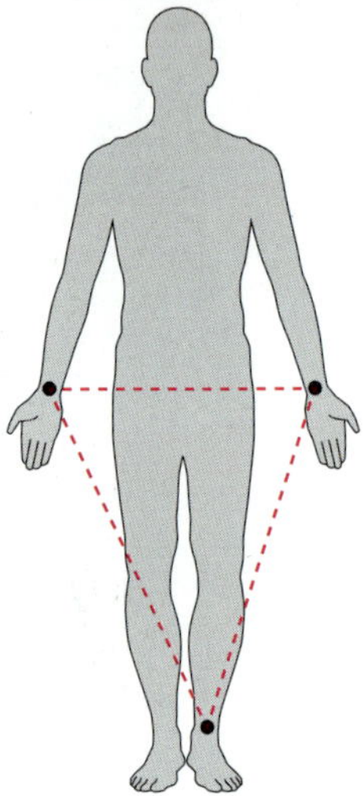

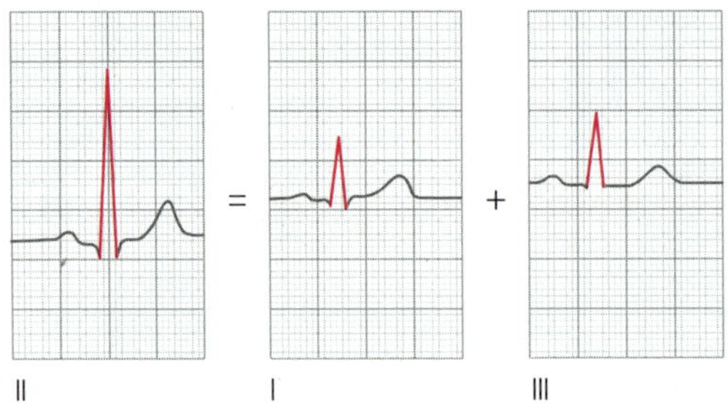

■ 증폭사지유도 → aVR, aVL, aVF

- 수직면에서 각 유도가 나타내는 사지에서 심장을 "바라보는 것"으로 파형의 높이가 매우 낮아 심전도 기계를 이용하여 파형을 50% 증폭(augmented)시킨다.

- 표준유도에서 사용한 전극(왼팔, 오른팔, 왼발)을 동일하게 사용한다.

- 단극유도(unipolar lead)로 3개의 사지유도 중 1개는 양극, 2개는 음극으로 구성되며, 양극으로 정해진 유도부위에서 심장의 전위를 기록한다.

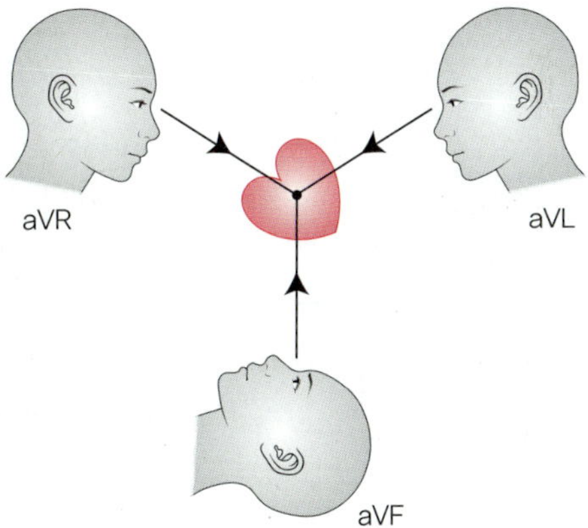

aVR
(augmented voltage of the Rt Arm)
오른쪽방향에서 기록

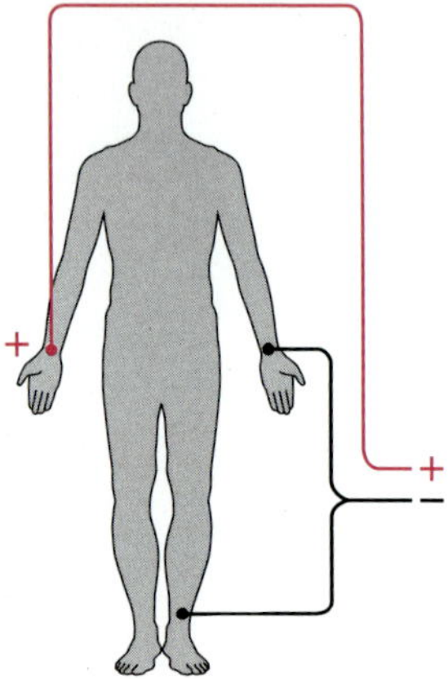

aVL
(augmented voltage of the Lt Arm)
왼쪽방향에서 기록

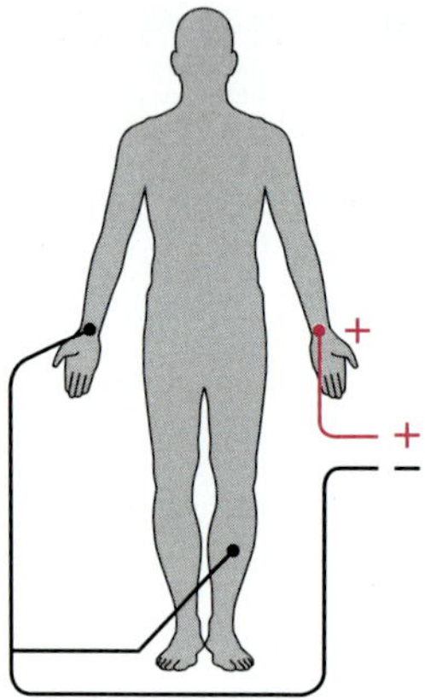

aVF
(augmented voltage of the Lt Foot)
심장의 기저부(bottom)에서 기록

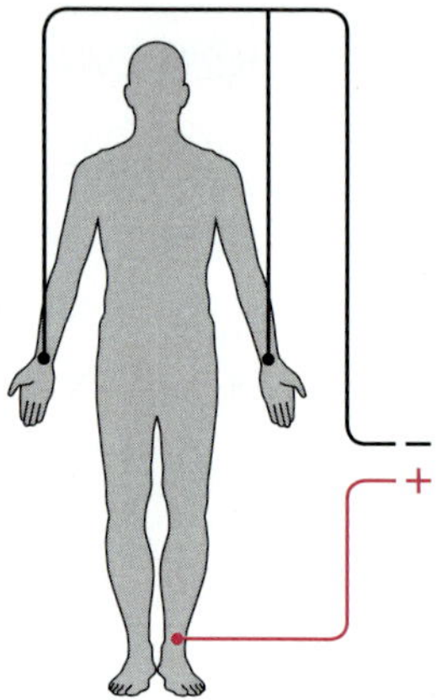

■ 흉부유도 → V1, V2, V3, V4, V5, V6(vertebral)

- 심장의 전기적인 활동을 수평면에서 기록한 단극유도
- 표준유도나 사지유도가 심장으로부터 멀리 떨어진 부위에서 심전도를 기록하는 단점이 있으나, 흉부유도는 심장에서 가까운 부위에서 단극유도로 심전도를 기록한다.

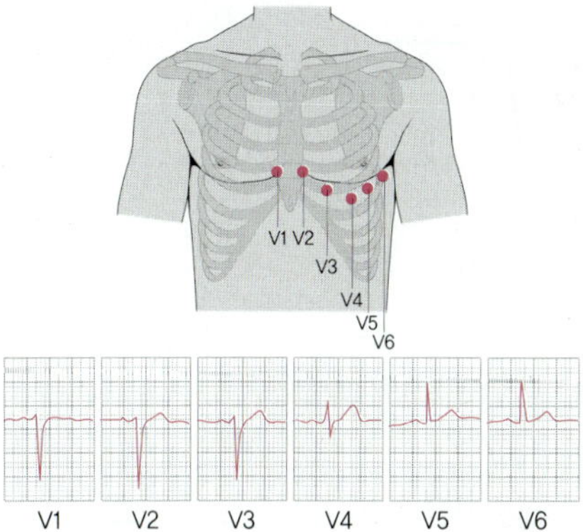

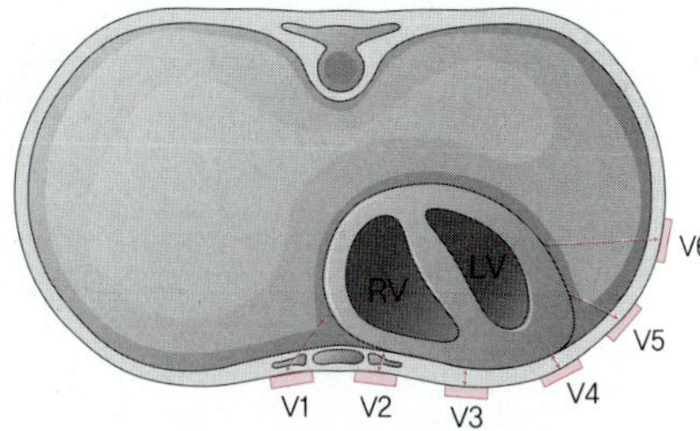

V1과 V2 유도는 우심실 앞에 위치
V3과 V4 유도는 심실중격에 위치
V5와 V6 유도는 좌심실 앞에 위치

심전도의 기본 파형

처음부터
P, QRS, T wave 순으로
되어 있다.

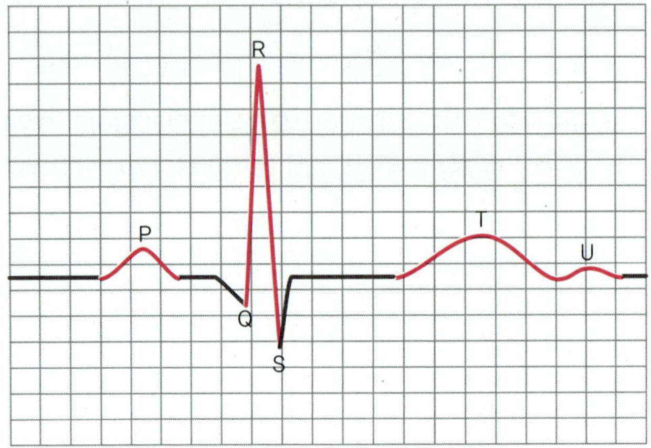

- P wave 0.08 sec (2눈금)
- QRS duration 0.04~0.1 sec (1~2.5눈금)
- T wave 0.16 sec (4눈금)
- U wave 심실의 purkinje 섬유 후기 재분극으로 추측

심장주기에서 일어나는 현상

- P wave: 심방(우심방, 좌심방)의 탈분극, 즉 심방의 수축을 의미한다.
  심방의 재분극은 원래 심방근의 양이 적고 QRS wave에 겹쳐 보이지 않는다.

- QRS: 심실의 탈분극, 즉 심실의 수축을 의미한다.
  QRS 심실벽이 두껍고 심근의 양이 많으므로 큰 wave를 나타낸다.

→ P wave와 QRS wave사이에 시간적인 공간은 방실결절의 time lag(지체) 때문이며,
이는 좌 · 우심방에서 심실로의 흥분과 혈액을 모으는 시간이다.

- T wave: QRS wave 후 심실벽에 있는 심근의 재분극이 일어나 심근의 이완을 의미한다.

- U wave: T파가 기록된 후 때때로 니타난다(예: 저칼륨혈증).
  U파는 심실의 purkinje 섬유의 후기 재분극으로 나타난다.

간격과 분절

- PR Interval: P파 시작부터 QRS군 시작까지의 거리
  심방의 탈분극과 방실결절까지의 전도이다(정상 0.12~0.2sec, 3~5눈금).
  예) PR 간격이 0.2초 이상(5눈금 이상)인 경우 AV block이다.
  PR 간격이 0.2초보다 빠른 경우를 가속성 전도라 한다.

- ST Segment: QRS군 끝(J point)부터 T파 상향이 시작되는 지점
  심실 흥분 후 심근 전체가 완전히 흥분한 상태이며, 심근내에 전위차가 생기지 않아 기저선(Base line)과 동일선상에 있다.
  – 심근허혈 또는 심근손상을 나타내는 민감한 지표이다.

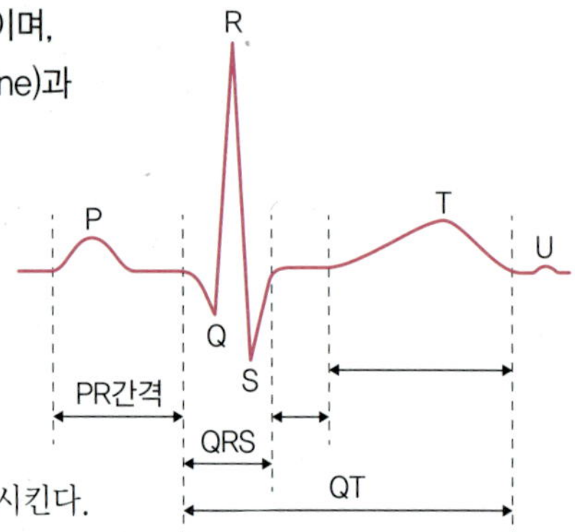

- QT Interval: QRS군 시작과 T파의 끝
  예) QT간격이 긴 경우 hypocalemia, hypokalemia, hypomagnesemia
  – 치료는 원인 제거와 QT연장시키는 약물을 중단시킨다.

QRS군의 해석

심전도 기준점은 기저선(base line)이며,
P파 전의 편평한 선과 T파, U파 후의 편평한 선이다.
기저선 위로는 상향, 아래는 하향이라 한다.

QRS군은 심실의 탈분극을 나타내며, 반드시 R파는 상향파(+), Q파와 S파는 하향파(-)이다.

→ QRS군내 한 개 이상의 상향파가 있을 때
두 개의 R파는 첫 번째 파를 R파, 두 번째 파를 R'(R prime)로,
두개의 S파는 첫 번째 파를 S파, 두 번째 파를 S'(S prime)로 구분한다.

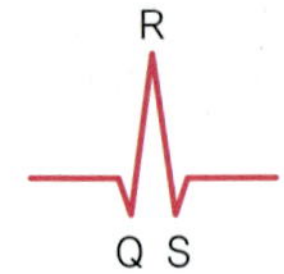

대문자 Q, R, S는 파형(전위)이 5mm(0.5mV) 이상을 의미하며, 소문자 q, r, s는
파형이 5mm(0.5mV) 미만을 나타내고 QRS파 전체가 하향 뿐인 경우 QS파라고 부른다.

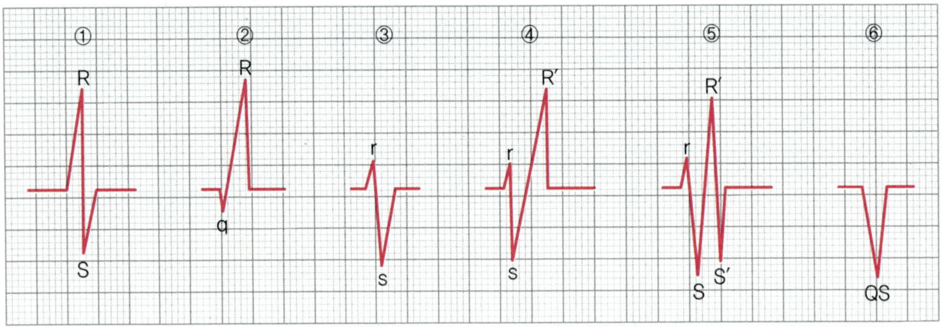

전압(Voltage)

수직축은 전압 또는 높이를 측정하며 기저선을 기준으로 본다.

작은 사각형의 1mm 높이는 0.1mV, 굵은 선 5mm는 0.5mV이다.

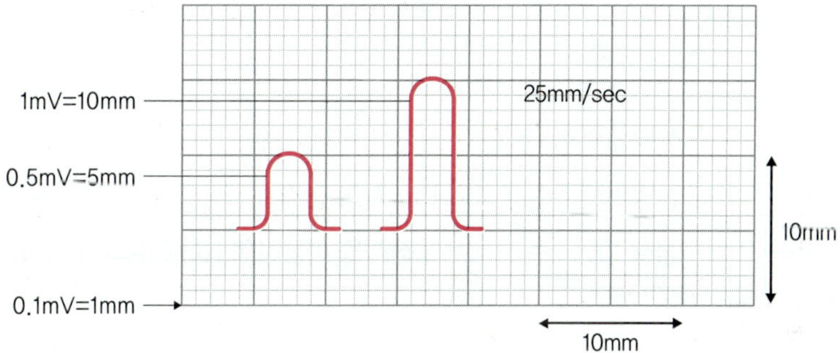

심박수 세는 법

수평축에서는 시간을 초단위로 측정한다.

작은 눈금 1칸(1mm)은 0.04초, 큰 눈금 1칸(5mm)은 0.2초로 1코마이다.

➡ 5코마는 1초, 300코마는 60초 즉, 1분

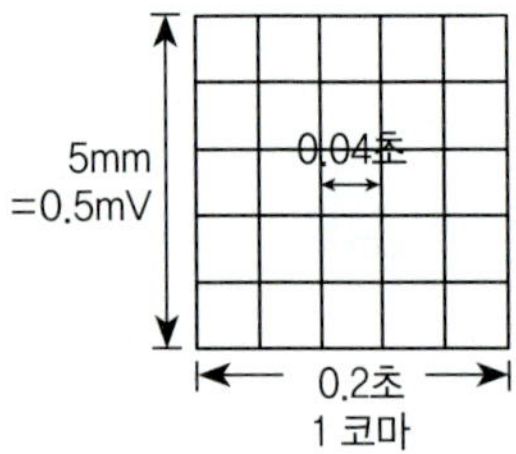

→ 심박동수는 1분 동안 심장이 박동한 수

→ 심방 박동수는 P파와 P파 사이 간격

→ 심실 박동수는 R wave 정점을 이용하여 R파와 R파의 사이 간격

- 심박수 세는 법 ①

  심박동수를 세는 가장 빠른 방법: R파를 기준으로 굵은 선을 선택하여
  첫 번째 굵은 선에 R파가 있으면 300-150-100-75-60-50회…로 셀 수 있다.

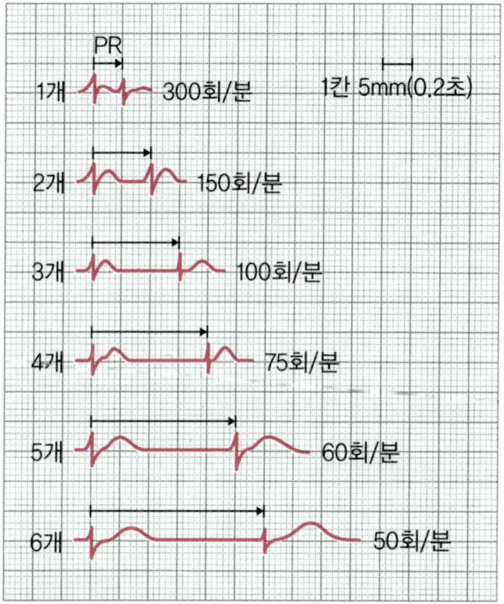

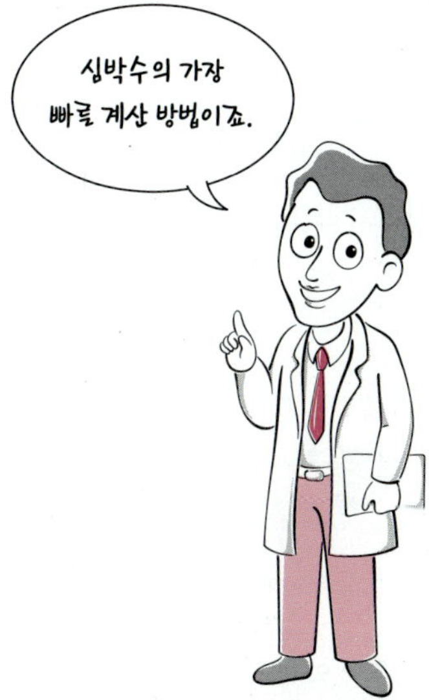

- 심박수 세는 법 ②

  6초 계산방법: 이 방법은 규칙적이거나 불규칙적인 리듬에서 모두 사용 가능한 방법이다.
  6초 간격 안에 있는 QRS군의 수를 센 후에 이것을 10으로 곱하면 1분간의 심박동수가 된다.
  예) 6초 간격의 QRS군 수가 8개였다면 8×10=80/분

- 심박수 세는 법 ③

$$\text{심박수} = \frac{300}{\text{R-R 간격의 코마 수}}$$

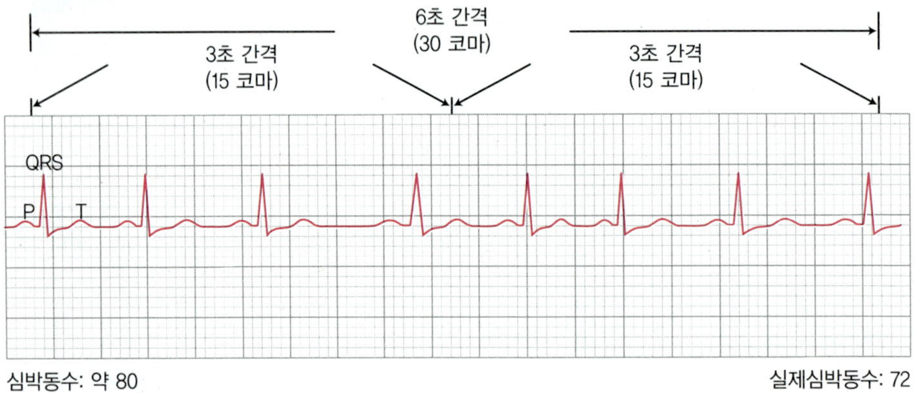

부정맥 심박수 세는 법

부정맥이 규칙적인 리듬인 경우

- R–R 간격; 3코마(15mm) 이하: 빈맥
- R–R 간격; 5코마(25mm) 이상: 서맥

부정맥이 불규칙한 리듬인 경우

- 60초(300코마) full check–60초 안의 R과 R 보기
- 10초(30코마)×6로 계산

부정맥의 발생기전

모든 심근세포에는 개개인의 고유 수축 능력인 자동능이 있다. 동방결절이 주된 Pacemaker이며, 동방결절 자동박동율은 다른 잠재적인 심박동세포보다 높다(60~100회/min). 동방결절이 정상기능을 하지 못하거나 전기자극의 전달이 차단되면 방실접합부 이하의 Pacemaker가 작동하여 서맥이 발생된다(40~60회/min).

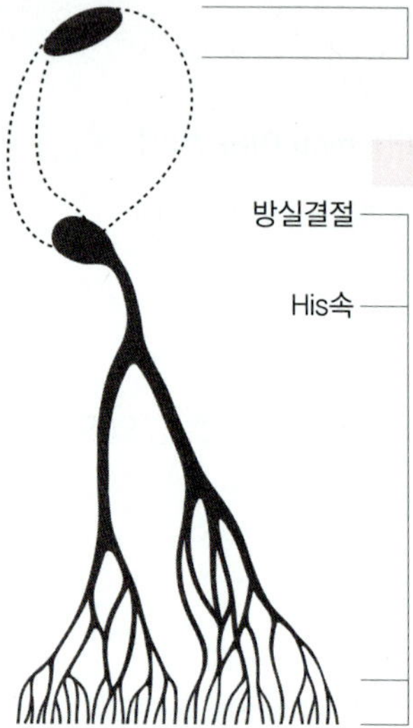

pacemaker 부위	속도
지배적인 pacemaker	
동방결절	60~100/분
보충 pacemaker	
방실접합부	40~60/분
각 (bundle branches)	30~40/분
purkinje 섬유	30~40/분

부정맥 판독

빈맥인가 서맥인가를 본다.

60회/min보다 낮을 경우 서맥이며, 100회/min 이상은 빈맥이다.

즉, R-R간격이 3코마(15mm) 이하… 빈맥

R-R간격이 5코마(25mm) 이상… 서맥

빈맥으로 판단되면 심방성인가 심실성인가를 본다.

① QRS complex 폭
정상 QRS complex 폭은 0.1초(2.5칸)를 넘지 않는다.
QRS complex 폭이 정상(2mm까지, 2칸) → 심방성
QRS complex 폭이 넓다(3mm 이상, 3칸 이상) → 심실성

② QRS complex 출현의 규칙성을 본다.
즉, R–R 간격
규칙적이면 → 조동(flutter)
불규칙적이면 → 세동(fibrillation)

심전도 판독

빈맥성 부정맥	서맥성 부정맥
① 심방성 빈맥(Atrial tachycardia) 심방빈맥(Atrial tachycardia) 심방조동(Atrial flutter) 심방세동(Atrial fibrillation) 발작성 심실상성 빈맥(PSVT) ② 심실성 빈맥(Ventricular tachycardia) 심실빈맥(Ventricular tachycardia) 심실조동(Ventricular flutter) 심실세동(Ventricular fibrillation)	① 동부전 증후군(Sick sinus syndrome, SSS) 동성서맥(Sinus bradycardia) 동정지(Sinus arrest), SA block 서맥빈맥증후군 ② AV block 1° AV block 2° AV block(불완전 block) Mobitz I형(Wenckebach 형) Mobitz II형 3° AV block(완전 block)

동성부정맥

동성빈맥(Sinus tachycardia)	동성서맥(Sinus bradycardia)
동방결절이 분당 100회 이상으로 규칙적으로 자극을 생성하는 상태	동방결절이 분당 60회 미만으로 규칙적으로 자극을 생성하는 상태
특징: 정상 P파와 정상 QRS파 존재 심실리듬: 규칙적 비정상박동: 없음 → 원인제거	특징: 정상 P파와 정상 QRS파 존재 심실리듬: 규칙적 비정상박동: 없음 → 임상증상이 있는 경우 ACLS 기준 시행(산소, atropine, pacing, dopamine, epinephrine)

정상 동율동과 동성부정맥

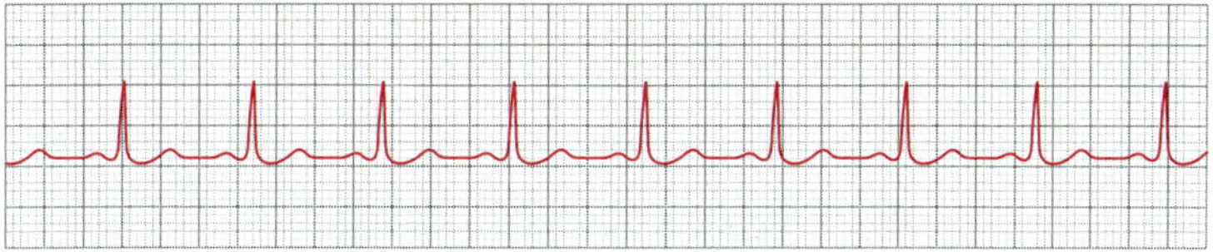

정상 동율동(Normal sinus rhythm: NSR)

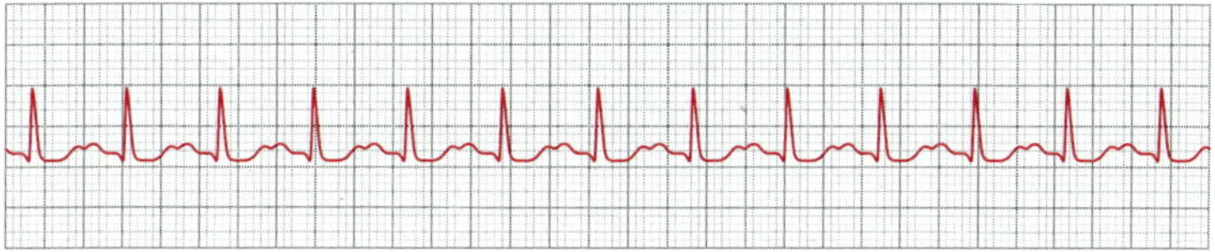

동성빈맥(Sinus tachycardia)

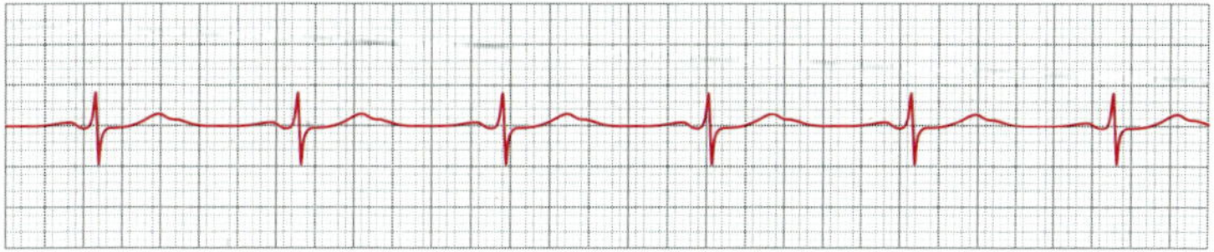

동성서맥(Sinus bradycardia)

심방에서 발생되는 부정맥

심방성 율동 및 방실 접합부 율동은

심실상부에 위치한 이소성 부위에서 발생하기 때문에

심실상성(supraventricular) 빈맥이라 한다.

심실상성 빈맥은 심실성 빈맥보다 덜 위험하다.

심방 빈맥 Atrial tachycardia

- 심방 박동수 140~220회/min
- 조기에 정상과 다른 P파가 보이며 규칙적이다.
- 정상 심율동에서와 비슷한 QRS군이 기록된다.
- 일원성 심방 조기박동이 갑작스럽게 연속적으로 나타나는 것을 발작성 심방빈맥(PAT)이라 한다.

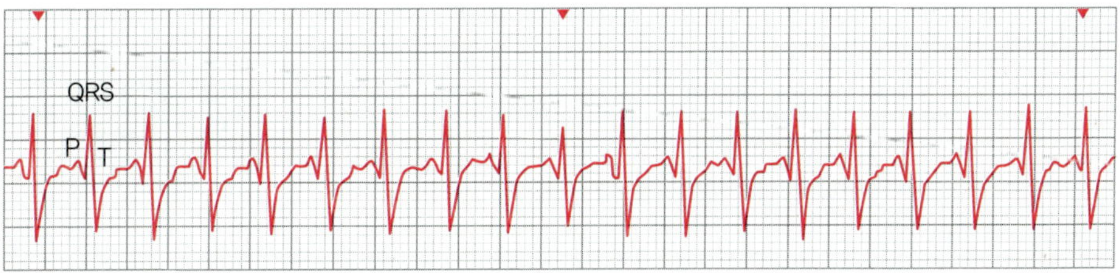

심방조동 Atrial flutter

심방내 한 부위에서 회귀회로가 형성되면서 발생하는 규칙적이고 반복적으로 빠르게 돌고 있는 상태

- P파는 없으며 톱날 같은 큰 파형(F파)을 보이고 규칙적이다.
- ST와 T파가 종종 일그러진다.
- 심방박동수 250~400회/분
- RR간격은 규칙적인 것과 불규칙적인 것이 있다(심방의 많은 흥분 중 방실결절의 차단 정도에 따라 규칙적으로 전달되면 리듬은 규칙적이고 불규칙적으로 전달되면 리듬은 불규칙적이다).

→ 1;1전도, 2;1전도의 심방조동 발생시 심율동전환(cardioversion) 및 항부정맥제 사용이 필요하다.

→ 심방세동으로 전환될 수 있으므로 관찰이 필요하다.

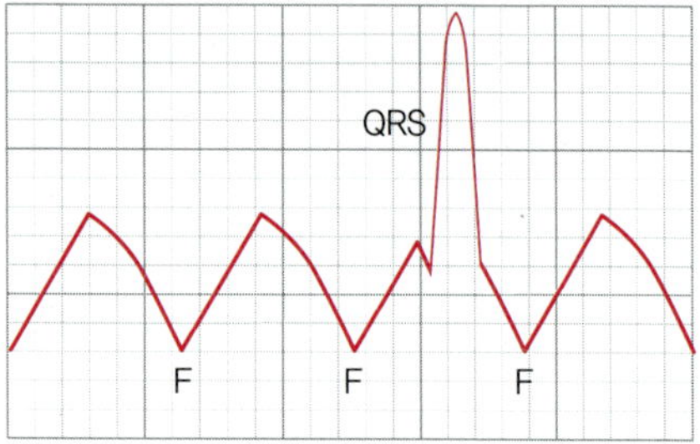

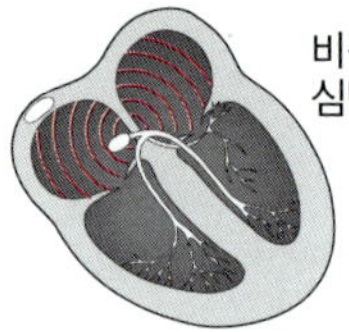

빠른 심방조동

- 2;1 전도의 심방조동(F파 2개당 QRS 1개)
- 매우 심한 1;1 전도(F파 1개당 QRS 1개)의 심방조동의 경우 심한 호흡곤란이 나타난다.

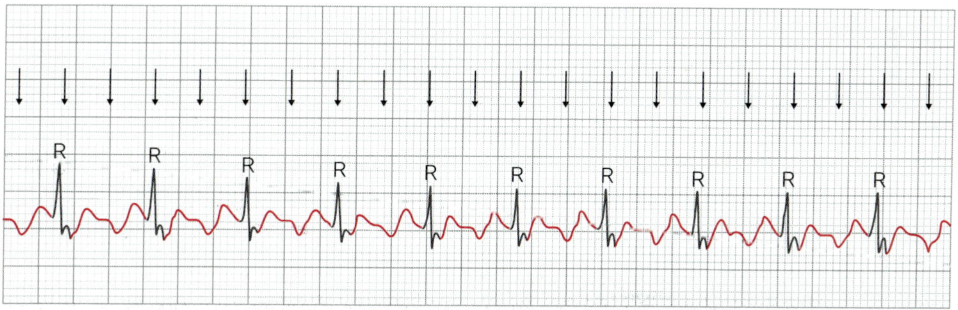

화살표는 F파, F파 2개에 QRS 1개(2 ; 1 전도)가 있다.

■ 서맥성 심방조동

- 5;1 전도의 심방조동(F파 5개당 QRS 1개)
- 7;1 전도의 심방조동(F파 7개당 QRS 1개)

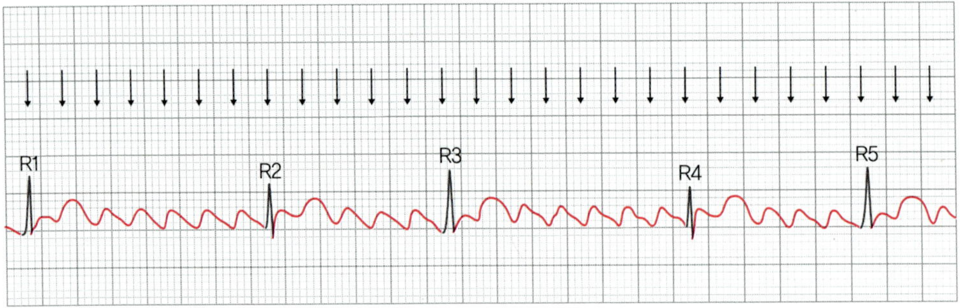

화살표는 F파, R2와 R4는 F파 7개(7 ; 1전도), R3와 R5는 F파 5개(5 ; 1전도)

■ 심방세동 Atrial fibrillation

심방조직이 여기저기 제각기 빠르게 흥분하는 것으로 미세하게 요동을 치는 듯한 상태

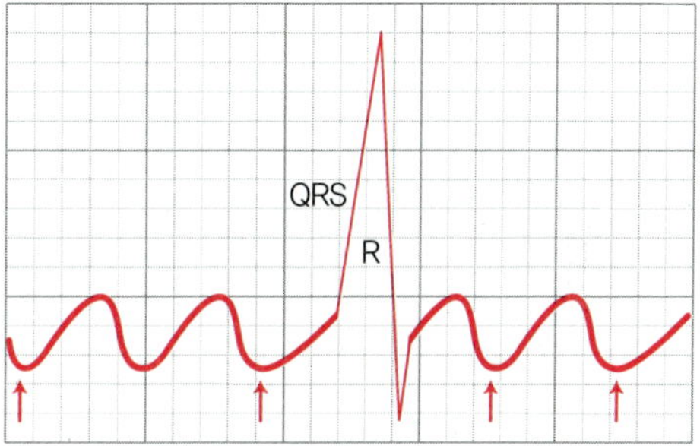

- P파는 없으며 미세한 떨림(f파)을 보이고 RR간격이 모두 불규칙하다(다수의 자극이 방실결절에서 차단되므로 한정된 것이 전달되어 심실이 수축하므로 맥박이 고르지 못하다).
- 심방박동수 300~600회/분
- 심방흥분 중 몇 개만 심방에 불규칙하게 전달되어 심실로 전해진다.
- 심방의 확장시간이 짧아 심박출량이 저하된다.
- 만성 심방세동은 심방내 혈액이 고여 혈전과 색전이 발생하기 쉽다.
  → 증상이나 원인 등의 체크가 필요하며 심율동전환(cardioversion) 및 항부정맥제 사용이 필요하다.
  → 심근경색증, 심부전, WPW증후군을 합병한 환자는 위험하므로 신속한 처치가 요구된다.

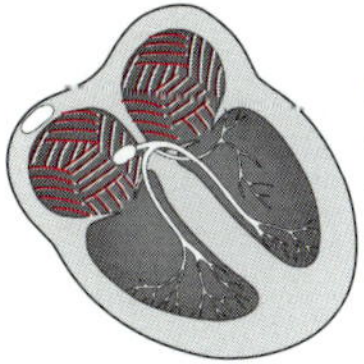

비정상적이고 무질서한 불완전 심방탈분극

빈맥성 심방세동

- 심방세동이 일어나기 시작하면 보통 빈맥(심박수 약 140회/분)이 된다.
- 심계항진, 심방확장 시간이 짧아 심박출량이 저하된다.

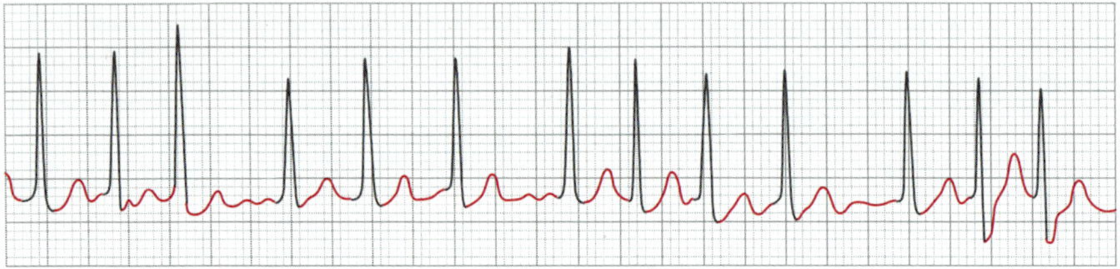

서맥성 심방세동

- 항부정맥제가 과다한 효과를 발휘한 경우 서맥(심박수 약 50회/분)이 된다.

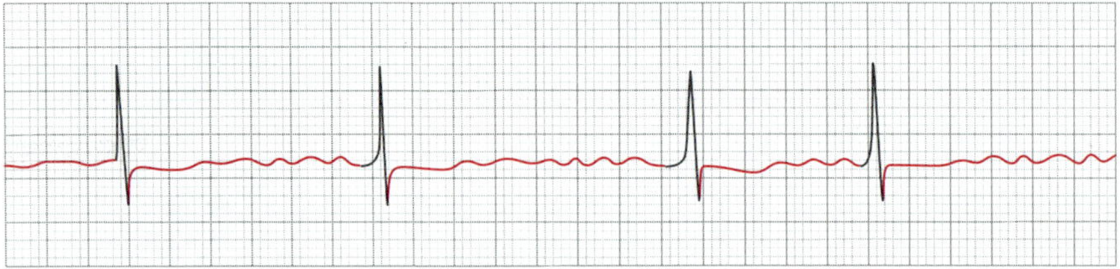

심실성 빈맥

심실빈맥 Ventricular tachycardia

심실빈맥은 심실조기수축이 3회(6개) 이상 연결되는 빈맥이다.

- 심박동수: 140~200회/분
- QRS폭이 넓으며(0.12초 이상, 3mm 이상), P파와 관계없이 출현
- 심실조기수축(기외수축)이 3회 이상 연속 되어야 한다.
- RR 간격은 대부분 규칙적이다.

→ 심실세동이 될 가능성이 높기 때문에 신속한 치료 필요함: 경정맥동 마사지, 심율동전환, 항부정맥제 투여

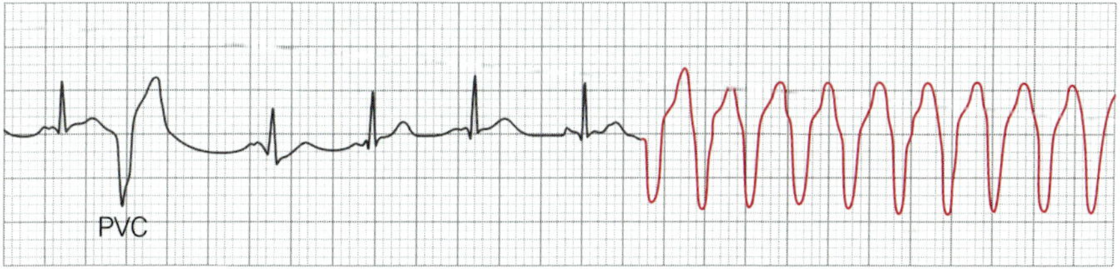

다원성 심실빈맥 Torsades de pointes

심실빈맥(pvc의 연속출현)의 QRS파 모양에 따른 분류

① 단일형(monomorphic) 심실빈맥: 흥분이 심실의 한곳에서 발생하므로 PVC의 모든 QRS파의 모양이 같다.

② 다형(polymorphic) 심실빈맥: 흥분이 심실의 여러 곳에서 발생하므로 PVC의 QRS파 모양이 다양하다.

예) 2단맥, 파형이 다른 다형성, 2연발, 3연발, R on T

→ 다형 심실빈맥의 전형적인 형태가 염전성 심실빈맥(Torsades de paintes)으로 QRS파의 모양이 지속적으로 바뀌는 심실빈맥으로서, 심전도상에서 QRS파의 축이 계속 바뀌므로 마치 나선형으로 꼬이는 것처럼 나타난다.

■ 다원성 심실빈맥 Torsades de pointes(Twisting of the spikes)

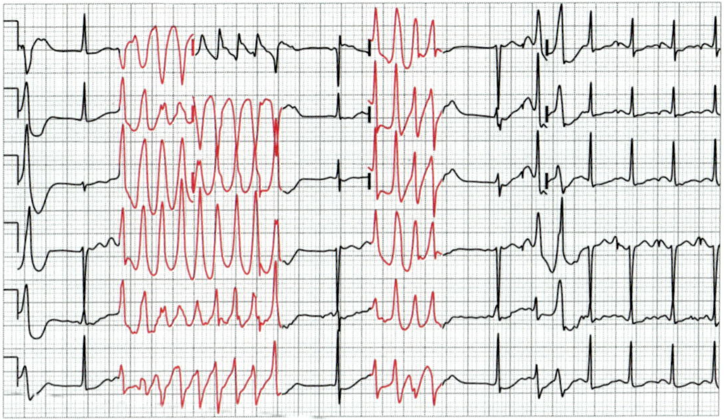

폭이 넓은 QRS, RR간격 약간 불규칙

- 항부정맥 약물을 투여중인 환자, 선천적인 원인, 저마그네슘, 저칼륨혈증, 심한 서맥 등에 의하여 QT간격이 연장된 환자에서 잘 발생한다.
- 마그네슘을 생리식염수에 혼합하여 정맥투여한다.

심실조동 Ventricular flutter

하나 이상의 심실의 이소성(비정상적인) 부위에서 빠르고 반복적으로 흥분이 발생

- 심박동수는 150~300회/분
- QRS군은 규칙적
- 심방활동은 알아 볼 수 없고 QRS군이 다른 군에 합쳐져서 ST분절이나 T파를 구별할 수 없다.

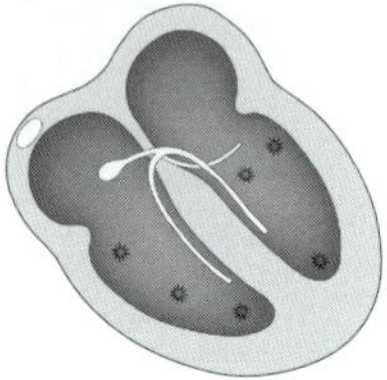

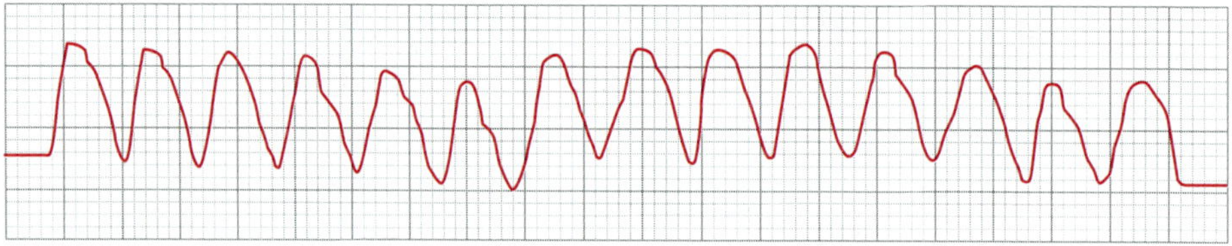

→ 심실조동이 관찰되면 즉시 제세동 시행

심실세동 Ventricular fibrillation

심실세동은 QRS파가 존재하지 않는 완전한 불규칙 파형

즉, 심실근섬유의 작은 다발이 여기저기에서 균일하지 않게 흥분하기 때문에 심근의 일치된 수축이 없으므로 QRS파형은 없어지고 심박출량이 전혀 없다. → 즉시 제세동 시행

불규칙적인 수축, 미세한 떨림으로 QRS파가 존재하지 않는다.

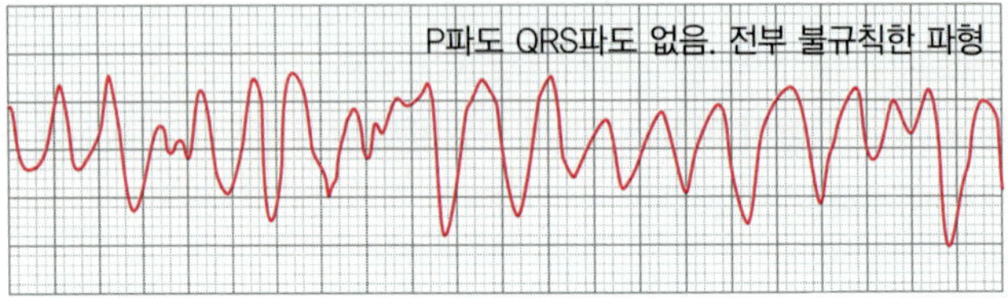

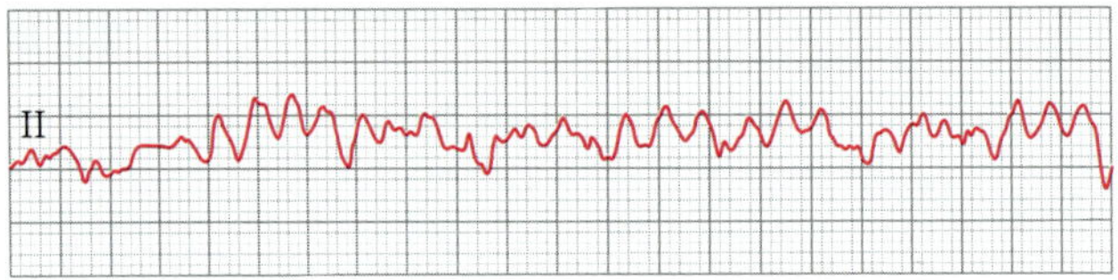

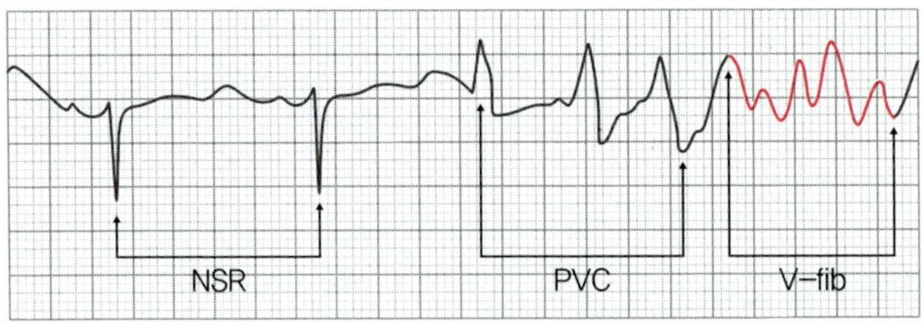

방실전도장애 AV block

제1도 방실블록 1° AV Block

PR 간격만 연장

- P, QRS, T wave 정상
- PR 간격 → 0.2초(5칸) 이상
- 횟수: 60~100회/분
- 심방(동방결절)에서 심실(방실결절)로 전도가 느리다.

PQ시간은 길지만 P파 후에 반드시 QRS파가 있다.

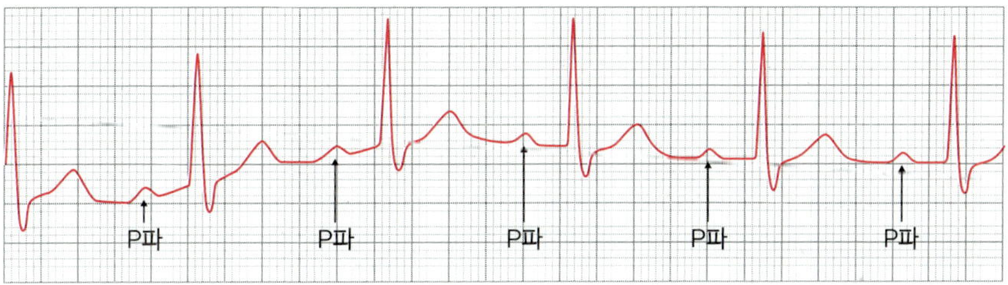

→ 성인에게는 대개 치료가 필요 없다.

제2도 방실블록 2° AV Block

P파의 전도가 일부 심실로 전도되지 못하는 것

유형

① Mobitz type I(Wenckebach 형)

② Mobitz type II

Wenckebach형 Mobitz type I

PR 간격이 점차 길어지다가 심실전도 블록으로 결국 QRS파가 사라지는 방실블록

- 심실리듬: 불규칙적
- PR간격: 다양함

PQ시간이 서서히(6→10→11mm) 연장하고, 4번째 P파 후에는 QRS가 없다.

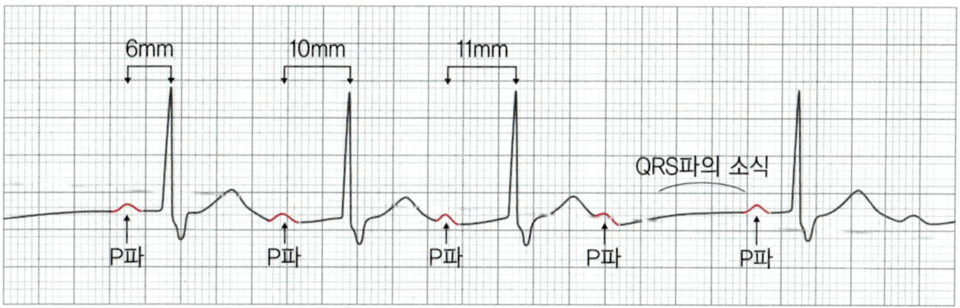

→ 증상이 없으면 치료가 필요 없다.

Mobitz type II

PR 간격이 일정하다가 갑자기 심실전도 블록으로 QRS파가 사라지는 방실블록
type I에 비해 드물고 예후가 나쁘다.

- P파: 동일한 형태
- 심박동수: 40~60회/분
- 심각한 부정맥으로 악화될 수 있다.

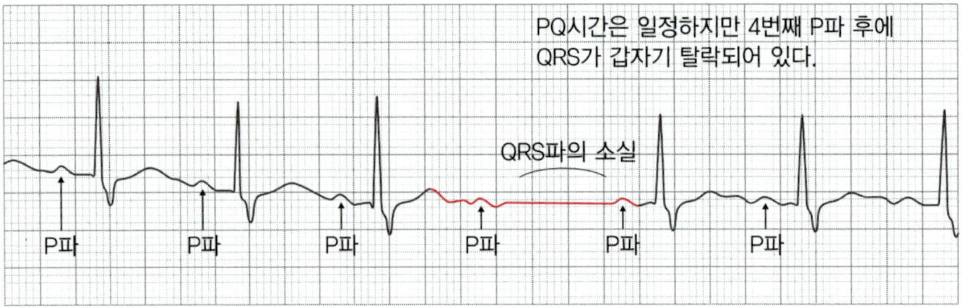

→ 고도 서맥을 일으킬 가능성이 있으므로 pacemaker(인공심박동기) 삽입

■ 제3도 방실블록 3° AV Block, complete AV block

심방에서 심실로 전기자극이 전혀 전달되지 않는 상태의 완전방실 블록이다.
죽음을 피하기 위한 보충수축인 고유리듬으로 **심방과 심실은 각각 뛴다.**
→ 인공심박동기 삽입

- 심방과 심실이 전기적으로 완전히 해리되어 심방과 심실이 독립적으로 수축하는 상태
- 각각의 PP 간격과 RR 간격은 규칙적
- 심박동수: 60~100회/분(심방), 20~40회/분(심실)
- PP 간격은 규칙적이지만 QRS의 박동수는 P파의 박동수보다 적다.

■ 제3도 방실블록

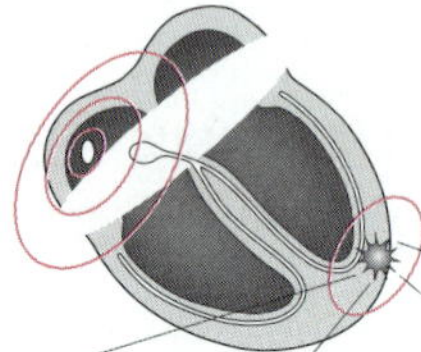

PP간격은 보통 약 17mm,
RR간격은 보통 약 36mm이며,
각각 다른 리듬을 가진다.
(심방과 심실이 독립적으로 수축한다.)

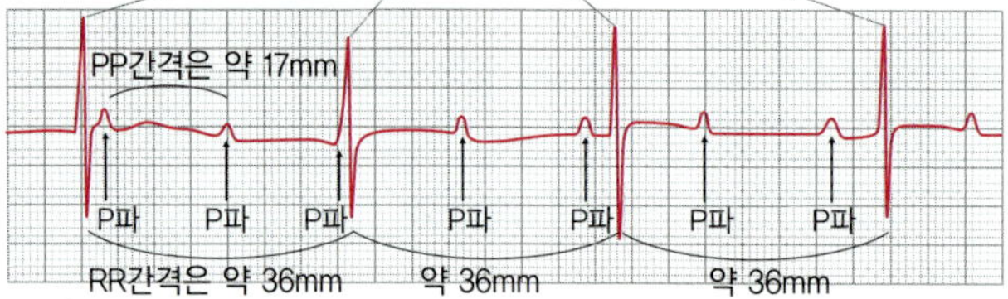

• 임상사례: seizure 나타남

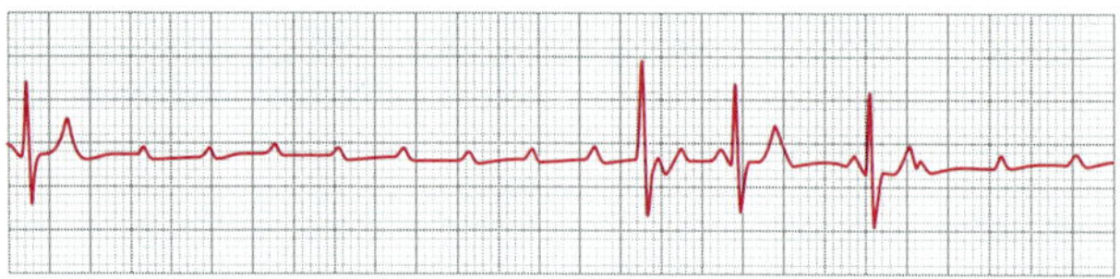

각 블록이란?

정상적인 전도는 심방에서 시작한 흥분이 His 속 아래의 우각과 좌각으로 나누어져 심실전체로 전달되는데 블록은 전도로에서 전기자극에 이상이 있는 것을 말한다.

이때 우각 전도차단이면 우각블록RBBB(대부분 우각), 좌각 전도차단이면 좌각블록LBBB라고 한다.

☞ 우각과 좌각 중 어느 한쪽이 블록이 되면 장애를 받지 않는 각을 먼저 전달하고 전도장애가 있는 심실측이 늦게 흥분하므로 QRS파의 폭이 정상에 비해 넓고 재분극의 변화(블록으로)를 보이는 ST분절하강 및 T파 역위 등이 있다.

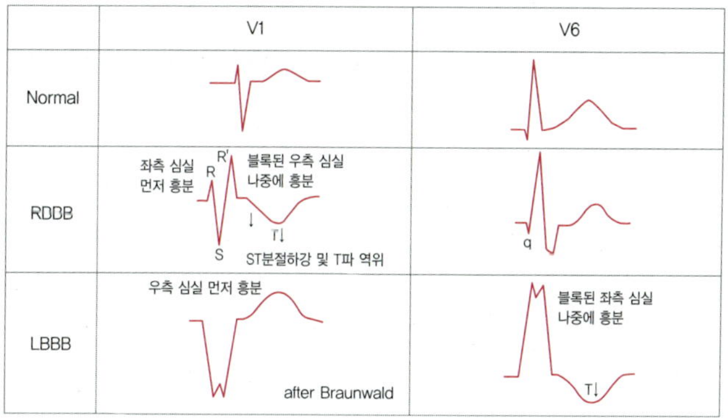

observation

전해질 이상

전해질 이상은

심전도에서 ST 분절에서 T wave까지의 이상으로 나타난다.

Calcium

저칼슘혈증은 ST 분절이 연장되므로 QT간격이 길어진다.

Hypocalcemia	Normal	Hypercalcemia

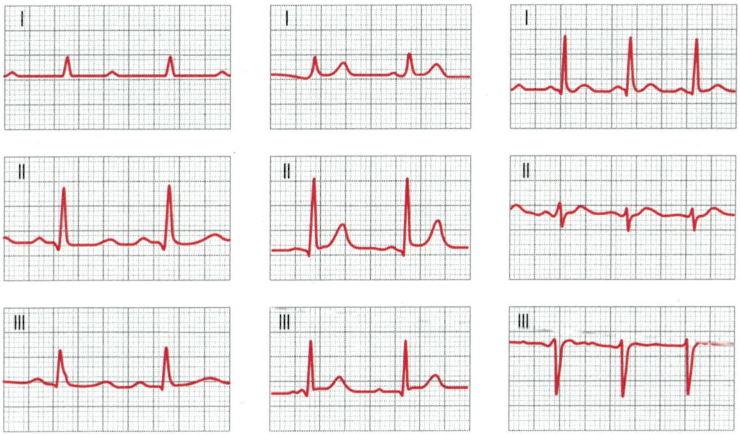

QT 0.48sec	QT 0.36sec	QT 0.26sec
QTc 0.52	QTc 0.41	QTc 0.36

Potassium

K^{+}가 많을 때 텐트모양의 T파, PR 간격의 연장, 편평한 P파, 넓어진 QRS

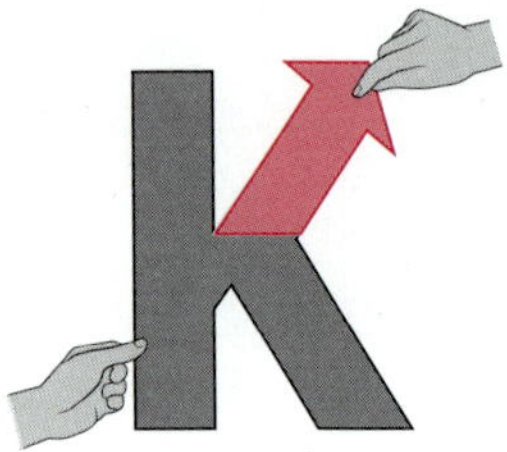

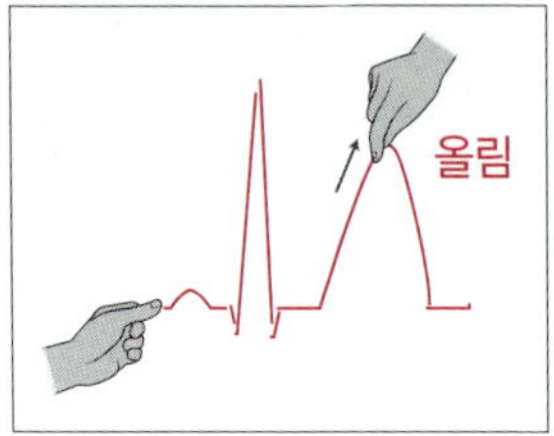

1. RI 10–20u 정주로 혈중칼륨을 세포내로 이동시킨다.
2. 칼륨과다의 길항효과를 감소시키기 위해 Calcium gluconate 정주
3. β–agonists(Albuterol) 정주로 세포내 칼륨이동 촉진
4. Kayexalte을 이용한 양이온교환수지를 경구투여 혹은 정체관장으로 장관내 포타슘 배설촉진
5. 신부전환자의 경우 투석

고칼륨혈증 Hyperkalemia

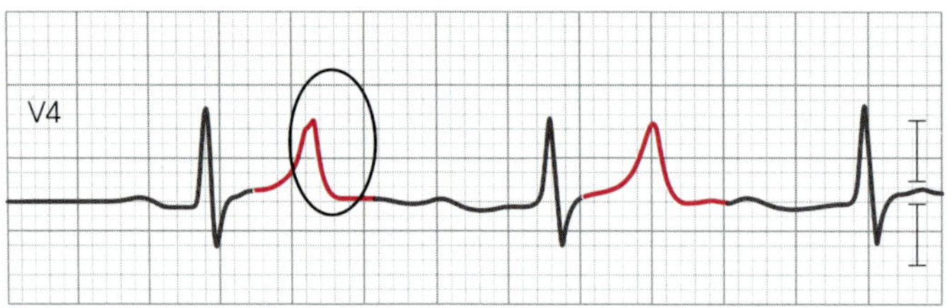

→ Kcl을 용액에 mix하여 서서히 주입(심장 moniter)

K^+가 적을 때 T파가 낮아지고 U파 발생, PR간격의 연장

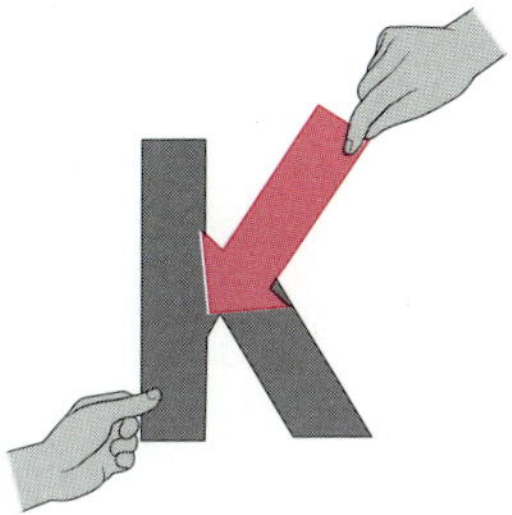

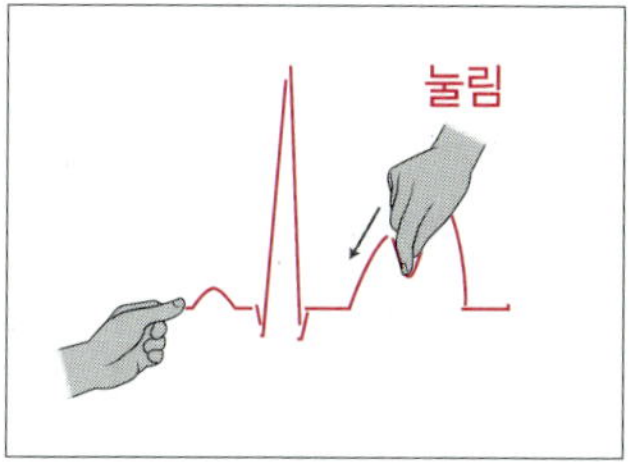

1. K 경구투여
2. K 정주
3. 이뇨제로 인한 저칼륨혈증은 포타슘보충제, 포타슘보유이뇨제를 투여

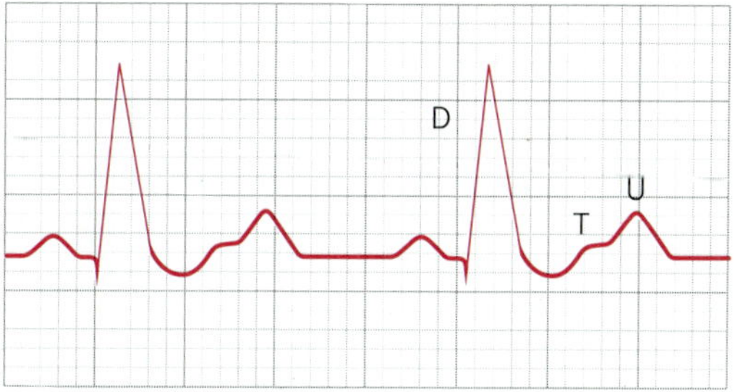

약물 영향 digitalis 중독

디기탈리스 때문에 ST분절이 특징적으로 하강하여 국자모양(Scooping)의 둥근 형태의 오목형으로 낮아진다.

ST–T 변화는 보통 높은 R파를 보인다.

진단기준: Lead 1, V5, V6에서 ST분절 하강으로 국자모양(Scooping)이다.

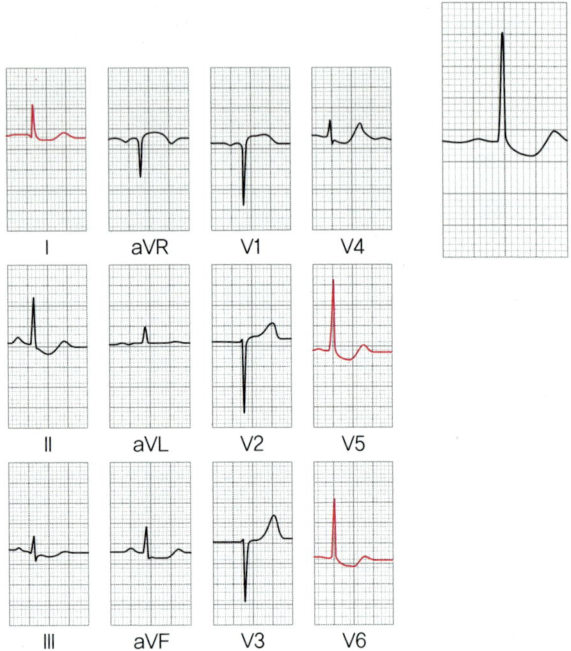

무수축 Asystole

무수축은 심실의 전기활동이 전혀 없는 상태

즉, 심실의 탈분극이 없으므로 심근수축이 없고 심전도에서도 아무런 전기활동이 관찰되지 않는다.

예) 완전 방실블록 발생 환자: 심실수축이 없으면 QRS파는 관찰되지 않지만 P파는 관찰될 수 있다.

– 심방의 고유리듬의 횟수가 많으므로

심정지환자: 처음부터 무수축인 경우도 있으나, 대개는 심실세동이 지속되다가 무수축으로 바뀌게 된다.

→ 미세한 심실세동파가 무수축을 확인

이러한 리듬이 장기적이면 심폐정지와 연관

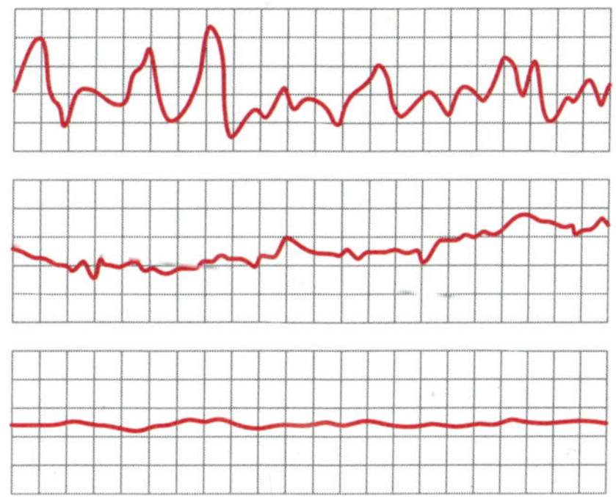

부정맥 환자관리

- 약물요법(Drug treatment)
- 비수술적 완치법(Radiofrequency catheter ablation)
- 기구삽입(Electronic device)
  - 단순 생명현상 유지 + 생리적 기능 추가
  - Pacemaker
  - Implantable cardioverter–defibrillator
- 수술(Surgery)

빈맥 환자관리

- 증상은 다양하며 느끼는 정도도 개인별 격차가 크다.
  - 심계항진, 신경과민증
  - 흉통, 흉부압박감
  - 불안, 공포감
  - 현기증, 혼돈, 어지러움
  - 실신, 졸도

급작적으로 심계항진을 느꼈다가 없어짐

응급실이나 외래 경유 빈맥 환자관리

- 빈맥 증상시 찍은 심전도 기록이 중요
- 간호력조사, 혈액검사, X-ray
  - 경동맥 마사지(Carotid sinus massage)
  - 항부정맥제(Adenosine, Verapamil) 투여
  - 혈역학적으로 불안정시 심율동전환(Cardioversion) 시행

경동맥 마사지

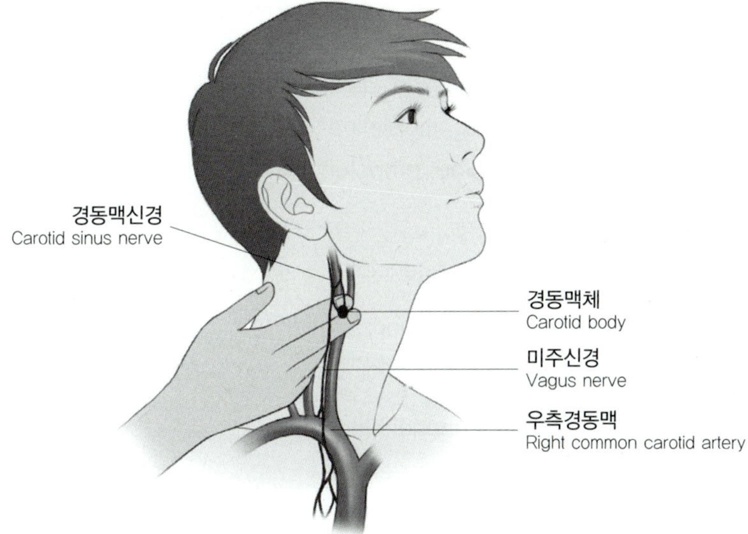
경동맥신경
Carotid sinus nerve
경동맥체
Carotid body
미주신경
Vagus nerve
우측경동맥
Right common carotid artery

항부정맥제

- Class I Sodium channel blockers(Depressed depolarization)
  IA–procainamide, quinidine
  IB–lidocain, mexiletine
  IC–flecainide, propafenone
- Class II β–blockers
  propranolol, atenolol
- Class III Prolonged repolarization
  amiodarone, sotalol
- Class IV Calcium channel blockers
  verapamil, diltiazem

비수술적 완치: 전기생리검사 및 전극도자절제술

Electrophysiologic Study & Radiofrequency Catheter Ablation

- 상심실성빈맥(PSVT) 환자
- 조기흥분증후군(WPW) 환자
- 심방조동(Atrial flutter) 환자
- 심방빈맥(Atrial tachycardia) 환자
- 심실빈맥(Ventricular tachycardia) 환자
- 심방세동(Atrial fibrillation) 환자

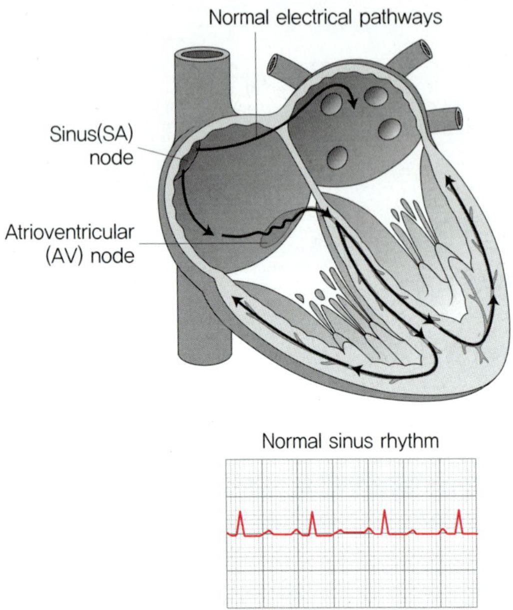
Normal electrical pathways
Sinus(SA) node
Atrioventricular (AV) node
Normal sinus rhythm

정상맥

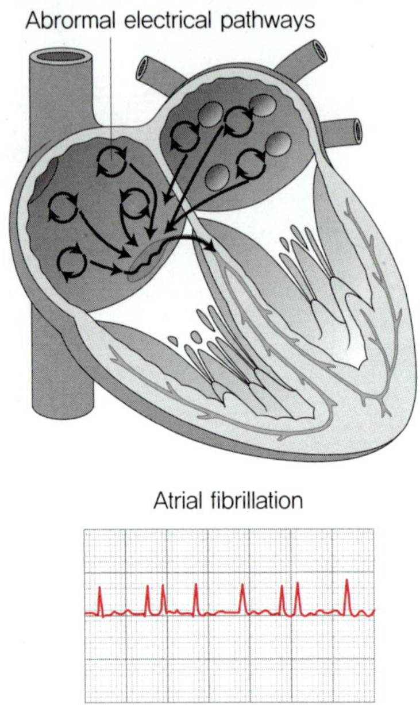
Abrormal electrical pathways
Atrial fibrillation

심방세동

심장내 국소 심전도 기록

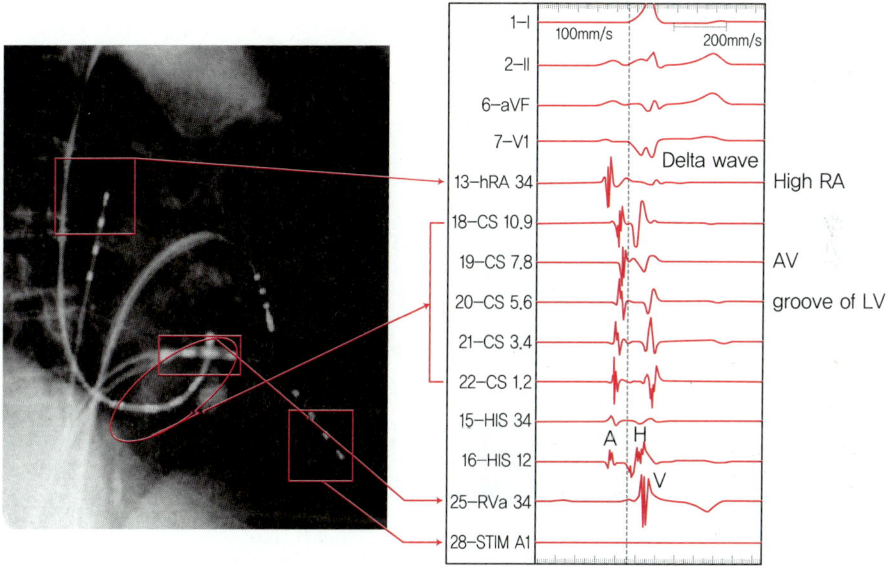
1–I
100mm/s
200mm/s
2–II
6–aVF
7–V1
Delta wave
13–hRA 34
High RA
18–CS 10.9
19–CS 7.8
AV
20–CS 5.6
groove of LV
21–CS 3.4
22–CS 1.2
15–HIS 34
A
H
16–HIS 12
V
25–RVa 34
28–STIM A1

전극도자 Tip electrode

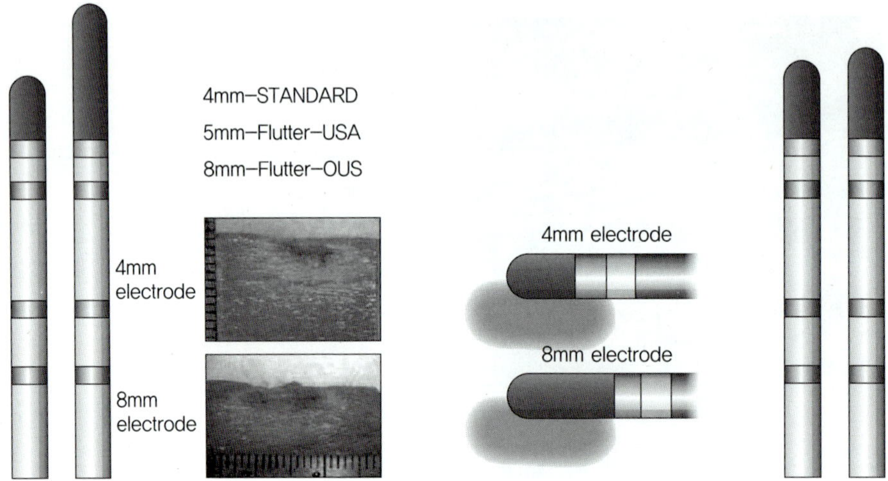

시술시 합병증

- 대동맥 판막의 손상
- 심낭파열(Cardiac tamponade)
  Pericardiocentesis 준비, echocardiography 준비
  환자 활력증후 관찰
- 전신 또는 폐혈관 색전증
- 기흉이나 혈흉
- 방실블록
- 뇌경색

환자 관리

시술 전	시술 후
▪ 상심실성 빈맥 환자의 경우: 항부정맥 약제(Flecainide, Amiodaron, Verapamil 등)의 투약여부를 확인하여 시술 전 최소한 3~4일 전에 중단 ▪ 심방조동 및 심방세동 환자의 경우: 항부정맥제, 항응고제를 지속적으로 투여	▪ 시술 후 혈관천자 부위의 지혈기구 삽입상태: 혈종 및 출혈 유무 관찰, 주의사항 설명(Sand-bag apply, ABR) ▪ 합병증(기흉, 혈흉) 유무 관찰 ▪ 혈관천자 부위의 통증 관리 ▪ 심계항진 등의 호소시 심전도 검사 및 의료진 연락 (재발의 가능성)**Telemetry apply, ECG 검사

서맥환자관리

인공심장박동기

■ **정의**

일정한 rate, rhythm, sequence로 자극을 조절, 전달하는 electrical device

■ **구분**

일시적 심박동기(Temporary pacemaker)

영구적 심박동기(Permanent pacemaker)

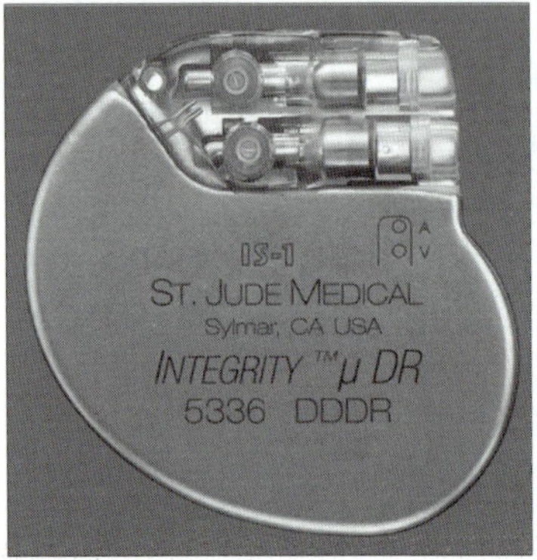
IS-1
A
V
ST. JUDE MEDICAL
Sylmar, CA USA
INTEGRITY ™ μ DR
5336 DDDR

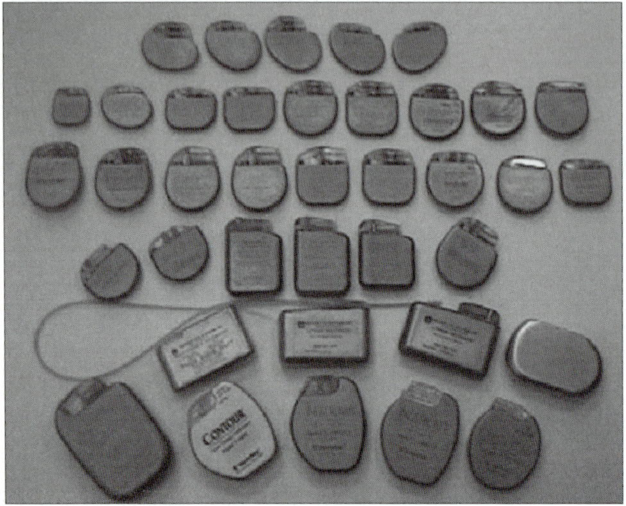

전극도선 위치

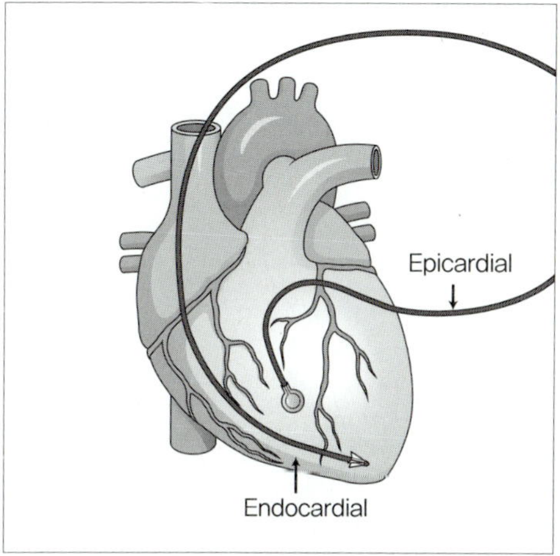
Epicardial
Endocardial

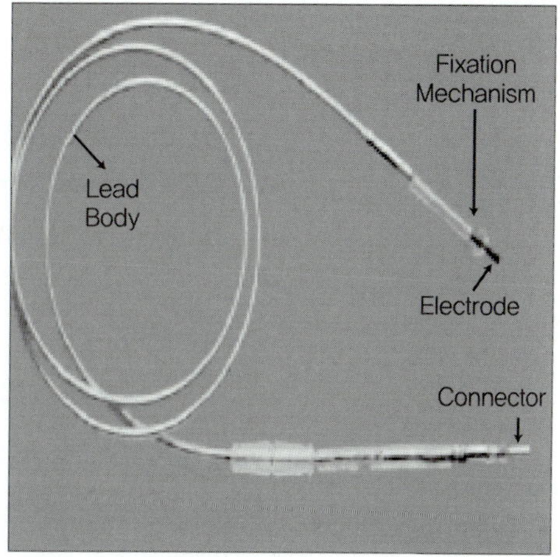
Fixation Mechanism
Lead Body
Electrode
Connector

적응증

- 심방 부정맥
  동기능 부전증후군(Sick sinus syndrome)
  동성서맥(Sinus bradycardia)
  Af with slow ventricular response

- 방실블록
  2° AV Block, (Mobitz type II)
  3° AV Block

Pacing modes

■ **Single chamber pacing modes**

심장의 심방이나 심실 중 한 곳에 삽입

• 심방조율형 AAI

pacing space: 심방

sensing: 심방

inhibit: 전기유도선을 심방에 위치하고 심방의 전기활동을 감지하고 있다가 스스로 잘 박동하면 조율하지 않는 대기(inhibit)모드로 있으며, 전기자극을 하지 않으면 조율을 유발(trigger)한다.

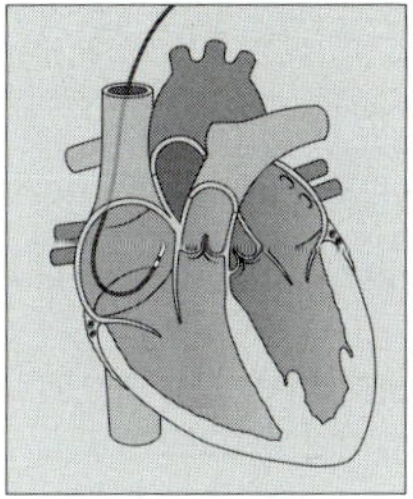

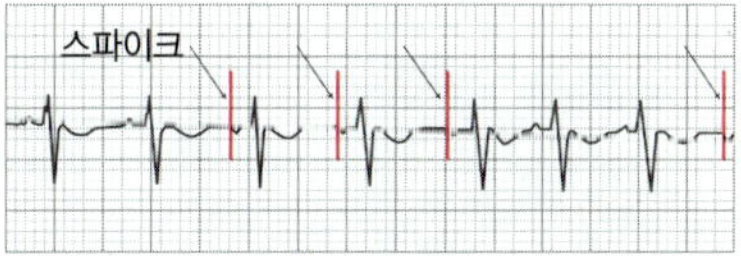

Pacing modes

- Single chamber pacing modes

• 심실조율형 VVI

pacing space: 심실

sensing: 심실

inhibit: 전기유도선을 심실에 위치하고 심실의 전기활동을 감지하고 있다가 스스로 잘 박동하면 조율하지 않는 대기(inhibit)모드로 있으며, 전기자극을 하지 않으면 조율을 유발(trigger)한다.

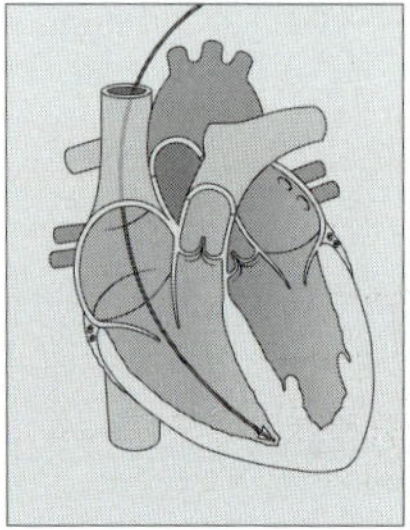

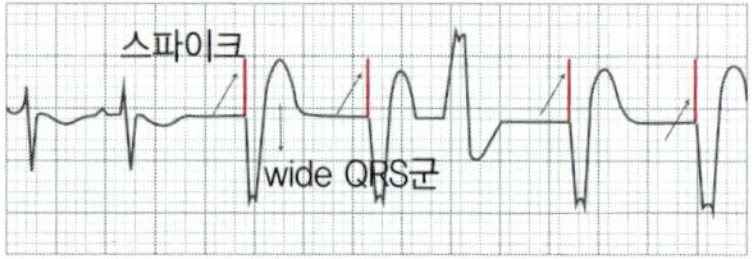

가장 보편적인 모드로 P가 없고 대신 스파이크가 들어가서 wide QRS군이 따라오는 모습

Pacing modes

- **Dual champer pacing modes**
  심장의 두 곳, 심방과 심실에 삽입

- DDD
  pacing space: 심방, 심실 모두
  sensing: 심방, 심실 모두
  inhibit: 전기유도선은 심방, 심실 모두 위치하고 감지하여 박동시킴
  inhibit 기능과 trigger 기능 모두 동원함
  필요 시 심방, 심실 각각 혹은 모두를 자극할 수 있다.

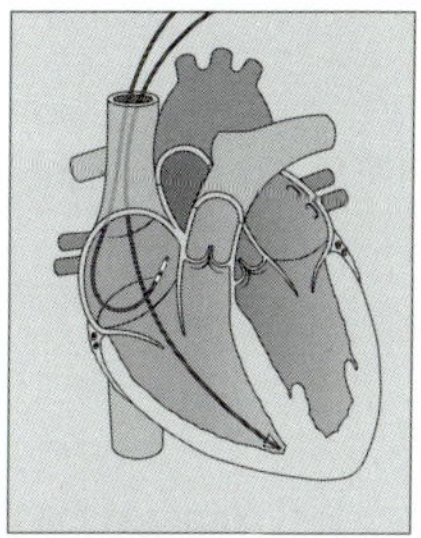

Pacing modes

■ Dual champer pacing modes

• DDD

Example 1

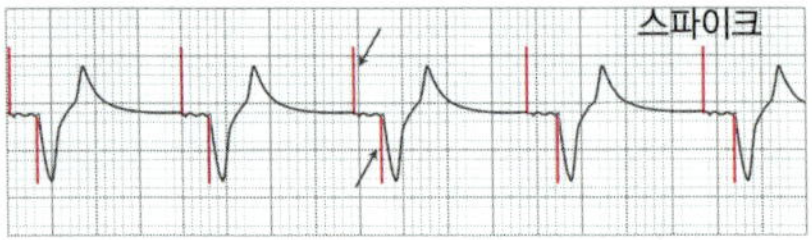

atrial pacing and ventricular pacing

Example 2

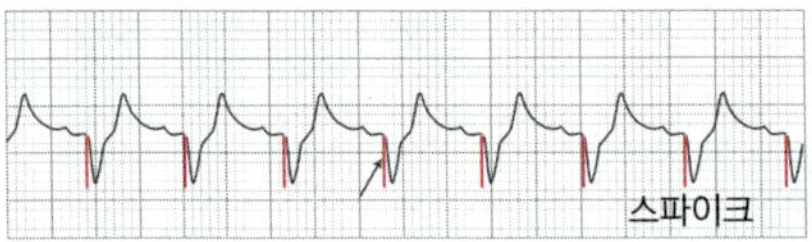

sensing in the atrium, pacing in the ventricle

Example 3

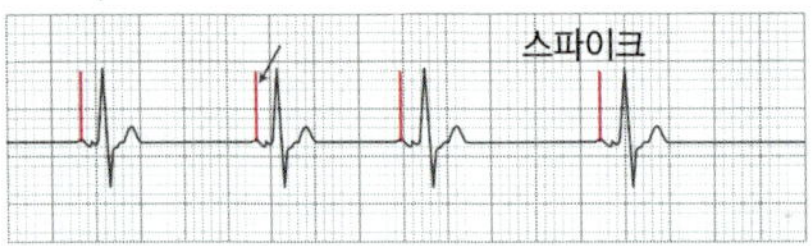

pacing in the atrium, sensing in the ventricle

Pacing modes

■ Dual champer pacing modes

- DDD

pacing space: 심실

sensing: 심방

dual: 전기유도선을 심실에 위치하고 심방에 있는 감지기를 이용하여 심방과 심실을 순차적으로 조율

inhibit 기능과 trigger 기능 모두 동원함

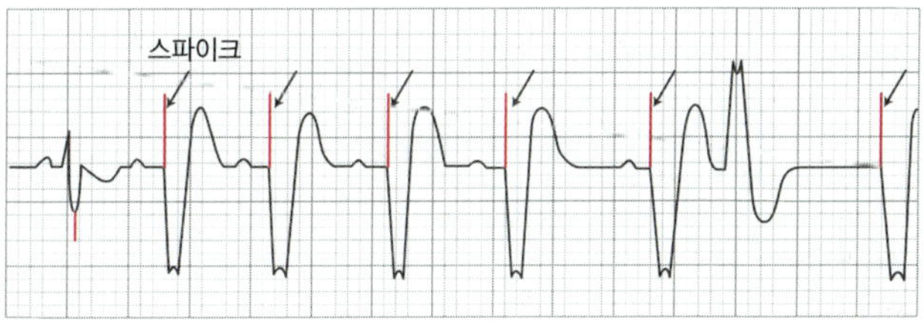

Pacing modes

■ **Dual champer pacing modes**

- DDDR(Dual champer pacing)
  pacing space: 심방, 심실
  sensing: 심방, 심실
  R: rate moudulation 기능으로 심장박동기 전기를 빨리 보내야 하는 경우 박동수를 빠르게 하고 그럴 필요가 없으면 정상 박동수를 유지하게 함
  예) 운동을 하는 경우

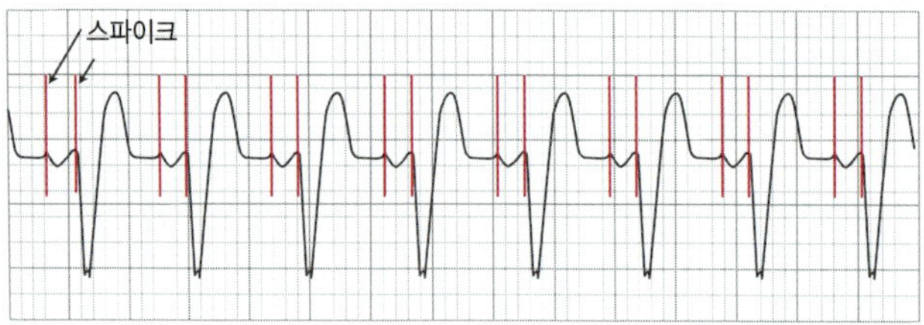

인공심장박동기 시술 전 환자 관리

- 기존 항응고제 약제의 투약여부 확인
  적정 INR (1.5 이하) 확인

- 환자준비
  정맥주사(I.V)로 확보
  - 오른손잡이의 경우(왼쪽팔)
    왼손잡이의 경우(오른팔)
  앞가슴 제모 및 Betadin 소독

인공심장박동기 삽입술 진행절차

- 정맥조형술(venogram)을 통한 혈관 이상 유무 확인
- Pacemaker pocket(피하지방 밑) 구축
- 좌측 쇄골하 정맥 천자(오른손 잡이)
- Lead 위치(우심방 또는 우심실)
- Lead 위치의 적절성 검사(감지 및 조율)
- Lead와 generator 연결
- Pocket에 pacemaker 삽입
- 피부봉합
- X-ray 촬영(삽입위치 확인)

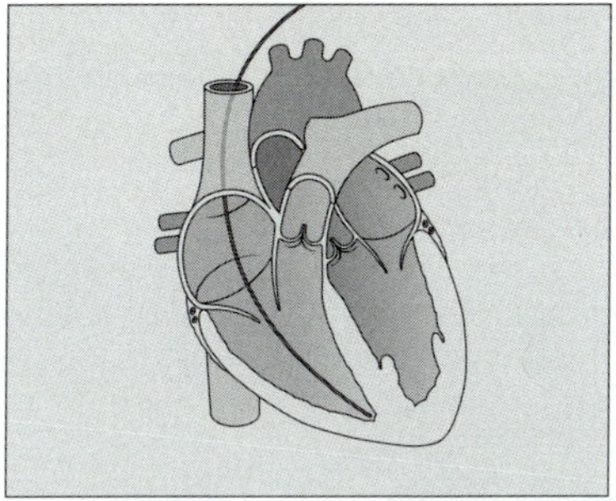

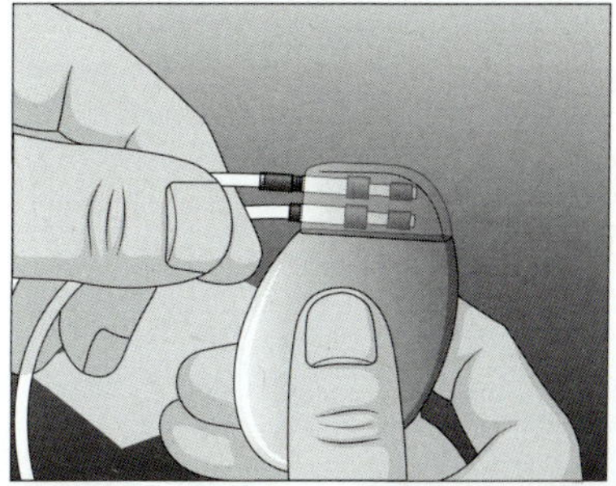

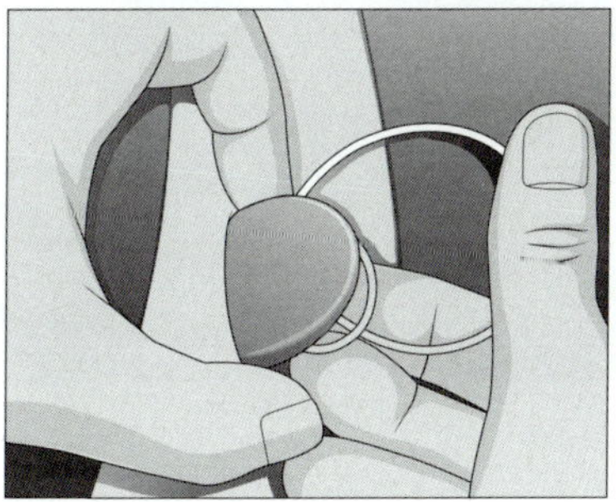

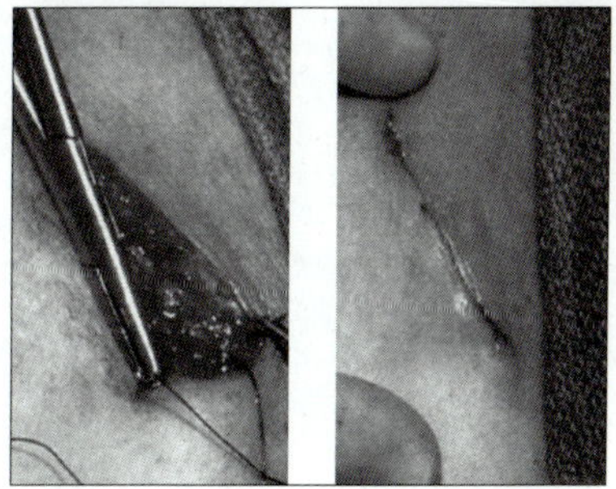

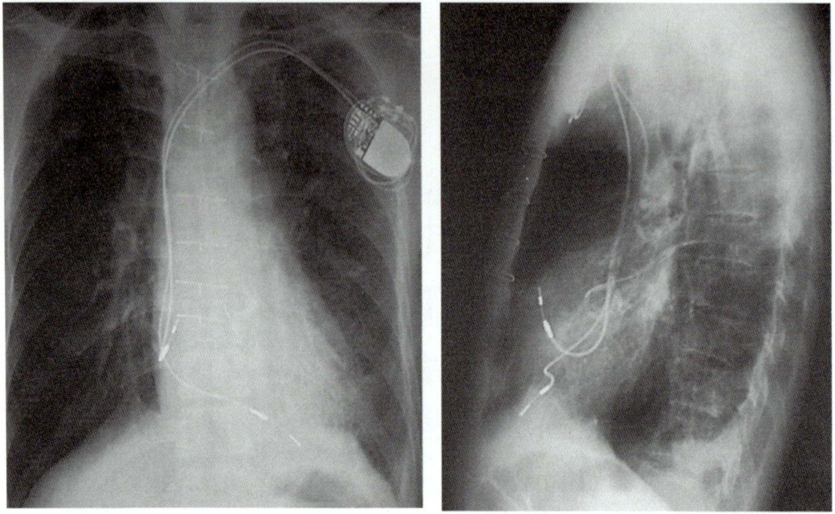

DDD

인공심장박동기 시술 후 환자 관리

- 시술 후 삽입부위의 혈종 관찰
- 일시적 심박동기 삽입 후 제거한 경우 혈관천자부위를 2~3시간 동안 절대안정
  체내이식형제세동기(ICD) 시술환자의 경우 대퇴동맥 혈관천자부위를 6시간 동안 절대안정
- 주의사항: 시술 후 3개월까지는 시술부위의 발적, 열감, 부종 유무확인, 과도한 팔의 움직임 방지
- Pacemaker 또는 ICD 카드 발급 설명

EMI 전자파 장애에 대한 유의사항

사용 가능한 전기 기구들	사용 시 주의를 요하는 전기 기구들
▪ 전자오븐, 캔오프너, 믹서기, 토스터, 전기칼	▪ 마사지기계
▪ 텔레비전, 비디오, 개인용 컴퓨터, 라디오, 리모콘	▪ 잔디깎는 기계, 나뭇잎 청소기, 눈청소기
▪ 차고개폐기, 세탁기, 건조기, 전기스토브, 냉장고	▪ 전기울타리
▪ 전기담요, 열선 내장 방석, 전기타자기, 호출기	▪ 차 엔진
▪ 복사기, 헤어드라이기, 면도기	▪ 도둑 방지기
▪ 투시검사, 치과 흉부 방사선 검사, CT 스캔	▪ 스테레오 스피커
▪ 유방 조영술	▪ 산업용 용광로
▪ 휴대폰, 가정용 미싱	▪ 발전기

EMI 전자파 장애에 대한 유의사항	
사용시 주의를 요하는 전기 기구들 II	사용시 주의를 요하는 전기 기구들 III
▪ 대형 전기 모터 ▪ 아크용접 ▪ 자석 침대(요) ▪ MRI ▪ TENS ▪ Electrocautary ▪ Diathermy ▪ 점화계, 범퍼카, 무선 햄 라디오 안테나	▪ 무선 조정 완구 ▪ 천공기, 테이블 천공 톱 ▪ 금속 탐지기 ▪ 공업용 전기 미싱

ICD(pacemaking과 제세동이 가능한 체내이식형 장치)

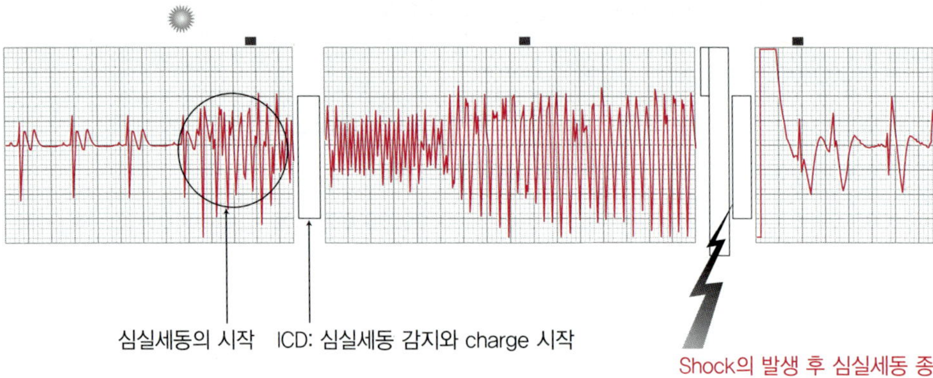

심율동 전환술시 환자관리 Cardioversion

- 대상 환자: 심방조동, 심방세동 심전도 확인-급성기시**
- 검사 준비: E box, 제세동기, 산소공급기, 혈압계, INR(2~3.0), TEE(경식도초음파)
- 검사시: Electrode jelly apply

  Paddle(or Patch) 위치 확인

  Synchronization: QRS파에 맞추어 충격을 줌

  에너지 요구량(J) 파악

  심방조동: 50~70J(Biphasic), 심방세동: 150~200J(Biphasic)

  환자 활력증후 관찰 및 심전도 검사

심율동 전환술 준비사항

- Defibrillator(monitor 연결, recording paper 확인, synchronic setting 확인, patch 준비)
- Patient monitor 확인
- 산소공급기(Cannula) 준비
- Emergency–box(산소 마스크, Tongue depressor 등)
- 흡인 기구(Catheter, bottle, Y–connector)
- 정맥주사 확보
- 심전도 검사

응급시 제세동(Defibrillation)

- 대상환자: 심실빈맥, 심실세동

- 환자 및 물품 준비

  심전도 연결

  paddle jelly 도포

  심전도 R파의 non-synchronization(비동시성): QRS파와 상관없이 충격

- 제세동시 에너지 요구량

  성인: 200J

  환자 활력징후 관찰 및 심전도 검사

제세동시 주의 사항

- 깨끗하지 않은 paddle을 사용할 때는 energy 전달이 제대로 안 되어 화상을 입을 수도 있다.
- 환자 몸의 물기 제거, paddle 접촉부위 필요시 제모
- 환자로부터 모든 금속성 물체들을 제거한다(우수한 전도체이므로 화상을 입을 수 있다).
- 느슨하게 끼워진 의치, 부분의치나 다른 구강 내 보조장치들을 제거한다.
- 소아 cardioversion 시 2J/kg으로 시행하고 연속으로 시행할 경우 2J/kg에서 증량하여 최고 4J/kg까지 시도한다.

II 허혈성 심질환 Ischemic heart disease

심장생리

관상동맥질환

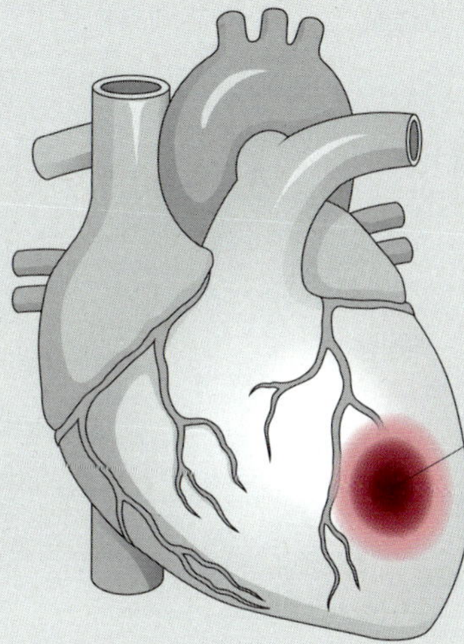

심장 순환과 판막

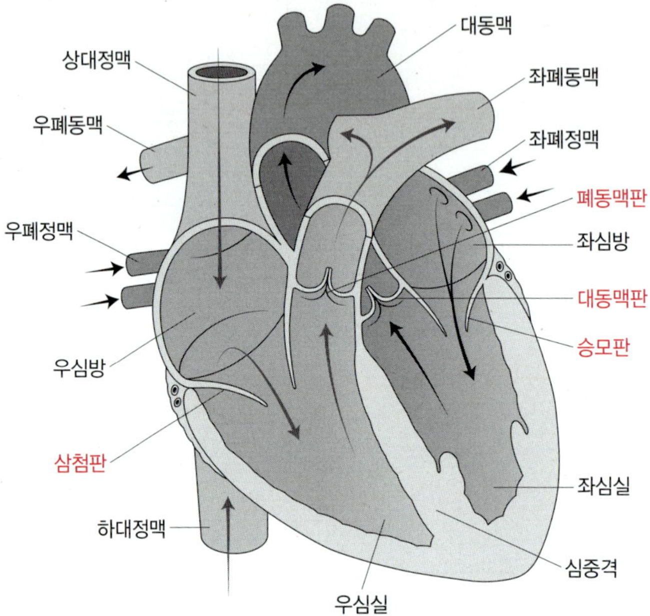
대동맥
상대정맥
좌폐동맥
우폐동맥
좌폐정맥
폐동맥판
좌심방
우폐정맥
대동맥판
승모판
우심방
삼첨판
좌심실
하대정맥
심중격
우심실

심장이 1회 수축으로 내보낼 수 있는 혈액량

심장이 확장되었다가 수축되었을 때의 심실 용적의 차이

심박출량(cardiac output) = 1회 박출량(stroke volume)×분당 심박동수

예: 1회 박출량 80ml, 심박수 70회/min으로 하면 심박출량은 5600ml/min이 된다.

5600mL/min = 80mL×70회/min

1회 박출량 중에는 수축이 되어도 박출되지 않고 남은 혈액이 있다.

예: 확장기 용량이 120mL이고 수축기 용량이 40mL이면 1회 박출량은 80mL가 된다.

120mL(확장기 용량) – 40mL(수축기 용량) = 80mL(1회 박출량)

전도계

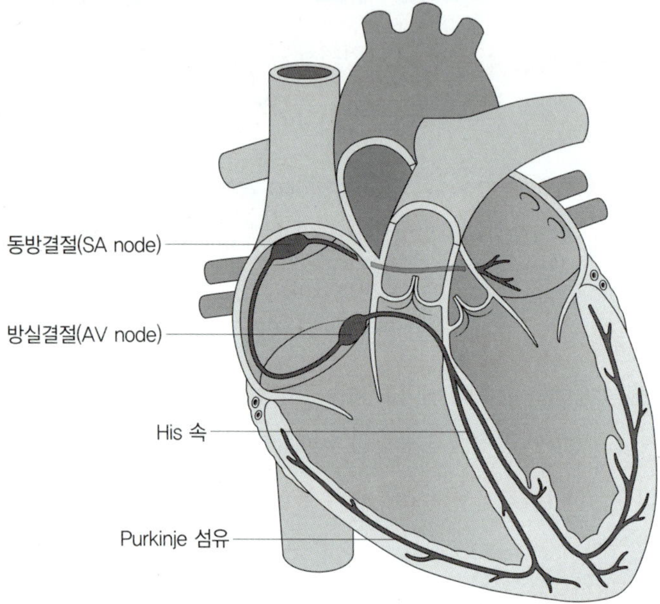

■ 동방결절 SA node

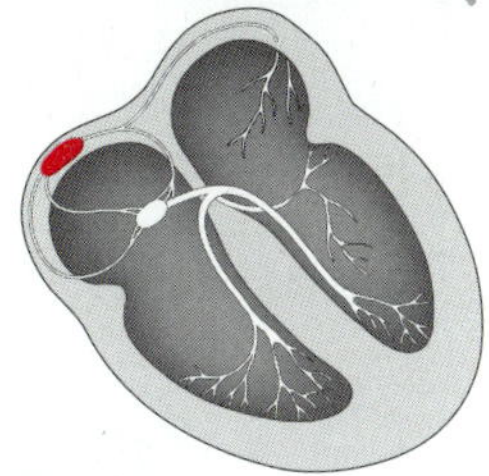

심장의 전기 자극을 시작하는 부위로 pacemaker이다.

■ 결절간 심방경로 Internodal pathways

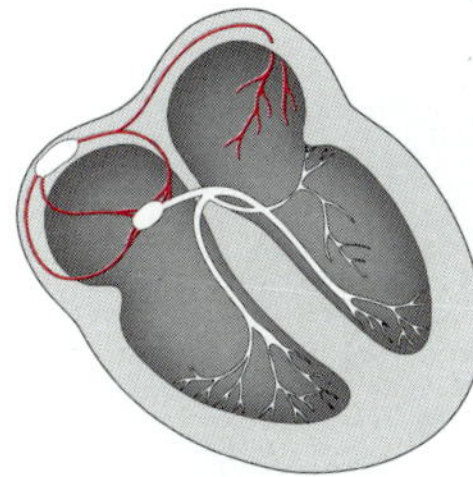

결절간 심방경로를 경유하여 양심방으로 전파되고 이로 인해 양심방은 탈분극하여 수축한다.

■ 방실결절 AV node

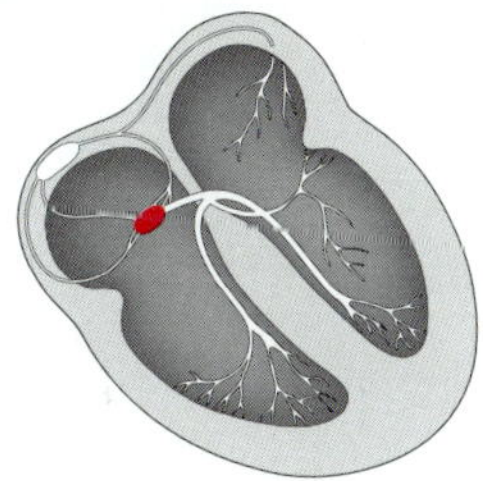

심방의 탈분극으로 형성된 전기자극은 방실결절에 도달하게 되며, 전기전도는 His 속으로 전도되기 전인 방실결절에서 약 0.1초 정도 지연된다. 즉, 방실결절의 time lag(지체)으로 심방 수축 후에 전도되는 시간을 가지고 심방에서 심실로 혈액이 들어갈 시간을 벌 수 있다.

■ His 속 His bundle

방실결절에서 모아진 흥분을 각 bundle branches로 연결하는 섬유다발

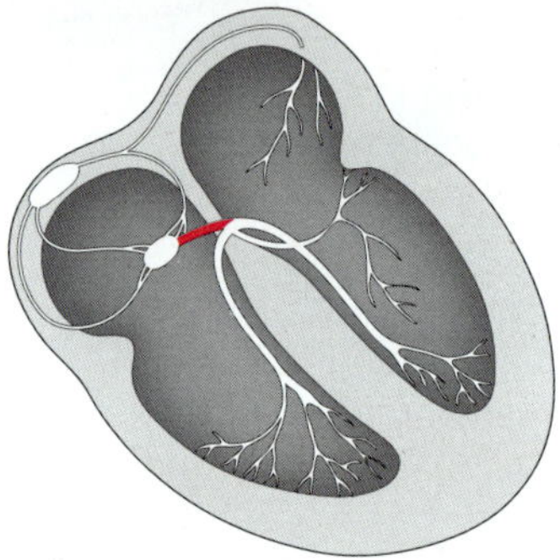

즉, 방실결절에서 흥분들이 모이면 His 속으로 건너가서 심실에 도착하여 우각, 좌각에 흥분을 전한다. His 속은 심방과 심실 사이가 절연된 상태라 흥분이 전해질 수가 없는 곳이다.

■ 우각과 좌각 Right and Left bundle branches

- 우각은 가느다란 섬유속으로 심실중격의 우측면을 따라 전기 자극을 우심실까지 전도

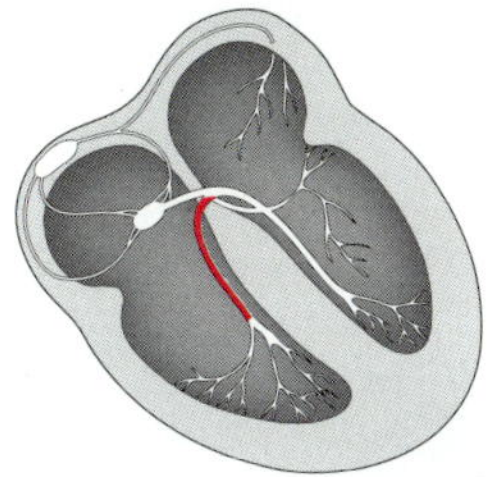

- 좌각은 심실중격의 좌측면을 따라 좌각전 섬유속과 좌각후 섬유속으로 나누어진다.

좌각전 섬유속: 좌심실의 전면과 상부에 전도

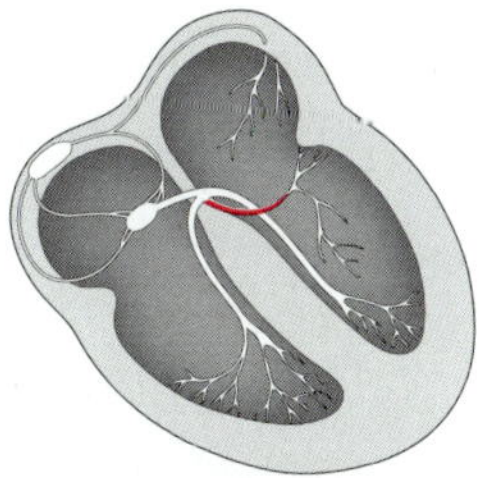

좌각후 섬유속: 좌심실의 후면과 하부에 전도

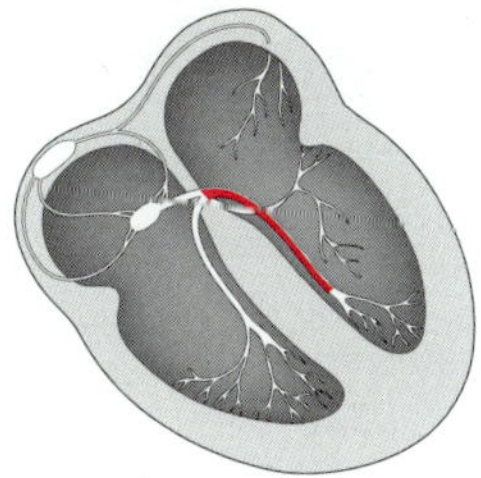

purkinje 섬유

좌우심실에 퍼져 있는 purkinje 섬유로 연결되어 심실은 탈분극되며 수축한다.

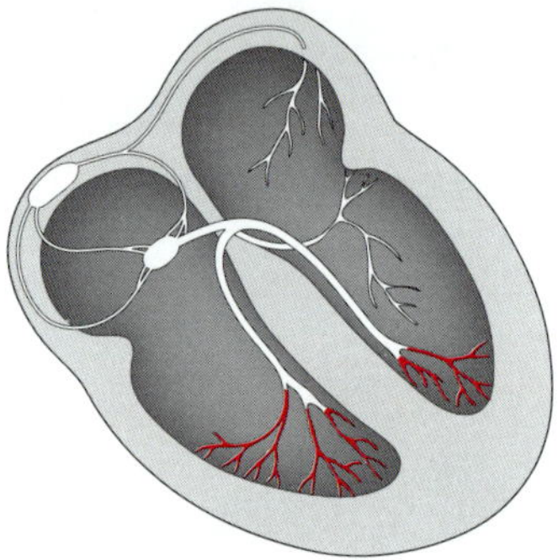

심장세포

심장세포내외의 중요한 세 가지 이온

Na^{+}, K^{+}, Ca^{++}

심장세포 안정 시

세포내는 음성의 전위, 세포외는 양성의 전위를 띠며 이러한 이온이 세포막 내외를 이동투과 함으로 심전도상 전기적 활동이 기록된다.

심장의 흥분 탈분극, Depolarization

■ 전기적 자극 시

- 세포내 전압은 매우 빠른 속도로 양성으로 변화, 세포외는 음성으로 변화

- 전기적 자극은 심장의 우측상부(SA node)에서
  시작하여 탈분극파는 반대쪽으로 퍼져나간다.

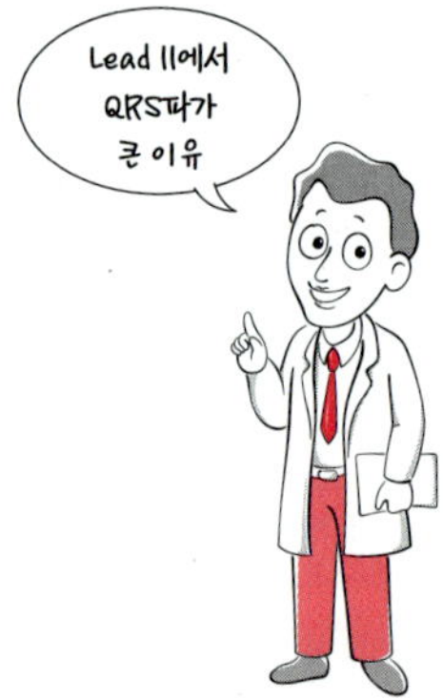

불응기 Refractory period

■ 절대적 불응기 Absolute refractory period

한 번의 탈분극이 완전히 끝나기 전까지는 두 번째의 탈분극이 이루어질 수 없으므로 이를 절대적 불응기라 한다.

■ 상대적 불응기 Relative refractory period

절대적 불응기 직후 재분극 동안에는 강한 전기적 자극으로 심장세포의 탈분극이 일어날 수 있으므로 이를 상대적 불응기라 한다.

예) 심실조기수축

심장의 회복 재분극, Repolarization

흥분되었던 심장세포가 안정상태로 회복되는 것으로 재분극 시 심장세포 내전압은 안정시 전위인 음성으로 돌아온다.

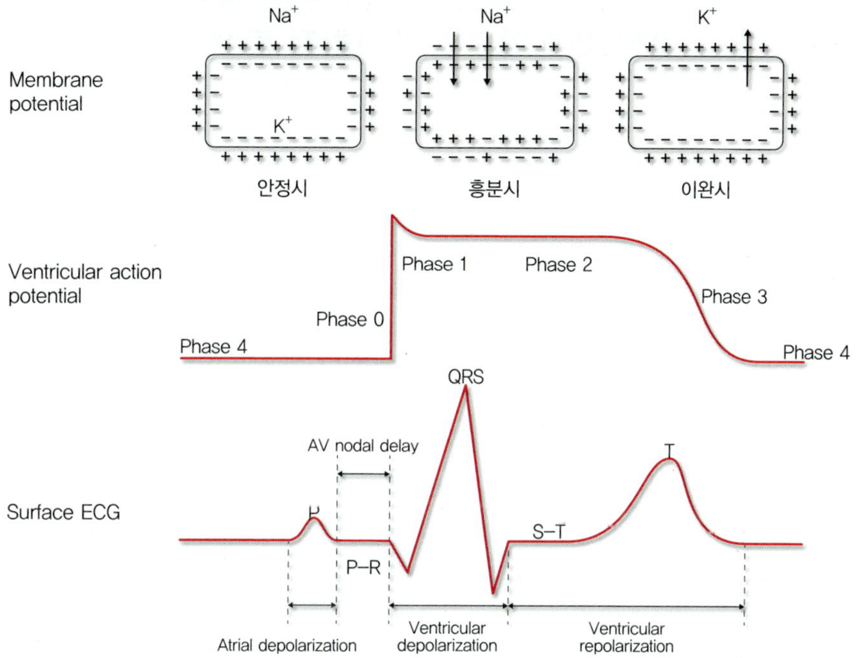
Membrane potential
Na+
Na+
K+
K+
안정시
흥분시
이완시
Ventricular action potential
Phase 1
Phase 2
Phase 3
Phase 0
Phase 4
Phase 4
Surface ECG
QRS
AV nodal delay
T
P
S–T
P–R
Atrial depolarization
Ventricular depolarization
Ventricular repolarization

심장세포의 전기생리학적 특성

■ 자동성 Automaticity

심장은 신경계의 도움이 없이도 스스로 율동적인 박동을 일으킨다.

■ 흥분성 Excitability

심장세포는 심장세포 내의 전위를 급격하게 변화시키면서 전기자극에 반응한다.

→ 전기적 반응을 받은 심장세포는 세포내외 이온을 이동시켜 세포내의 전압을 양성으로 세포막외의 전압을 음성으로 변화시킨다.

■ 전도성 Conductivity

심장세포는 매우 빠른 속도로 주변에 있는 심장세포로 전기자극을 전도하며, 이는 한 번에 심장 전 부위가 탈분극 되도록 하기 위함이다.

심장의 펌프기능을 좌우하는 4가지 인자

1. 심박수가 증가하면 박출량도 증가하게 된다.

2. 전부하(preload)에 관련된 인자

① 순환혈액량이 증가하면 확장기 용량도 증가하므로 심장의 전부하도 커진다.

② 체위가 누운 상태에서는 확장기 용량이 커져 배출량이 증가하고, 1회 배출량의 증가는 전부하 증가가 계속되는 한 이어지며, 심박출량을 원래의 상태로 돌리는 데는 심박수가 감소하며 심박출량은 일정하게 유지된다.

③ 흉강내압이 호기인 경우 음압이 될 때 정맥 귀환혈이 증가한다.

3. 후부하(afterload)에 관련된 인자: 혈관 저항의 증대는 심박출량 감소

4. 심근수축력이 강할수록 박출량 증가

수축력 증가 인자: 교감신경 흥분, 순환혈액 중의 cathecholamine

수축력 감소 인자: 저산소증, 산독증(acidosis)

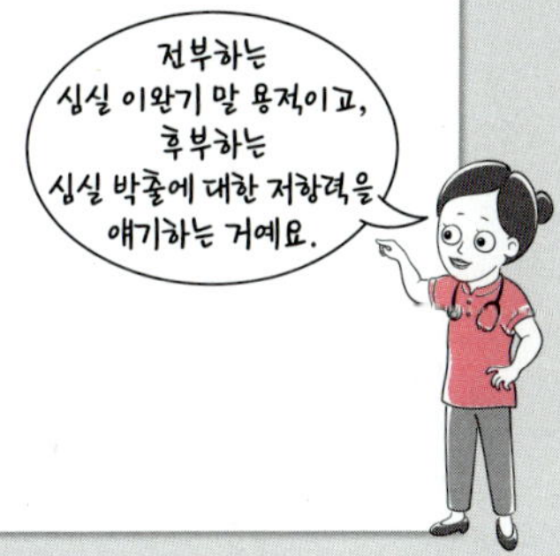
전부하는
심실 이완기 말 용적이고,
후부하는
심실 박출에 대한 저항력을
얘기하는 거예요.

관상동맥

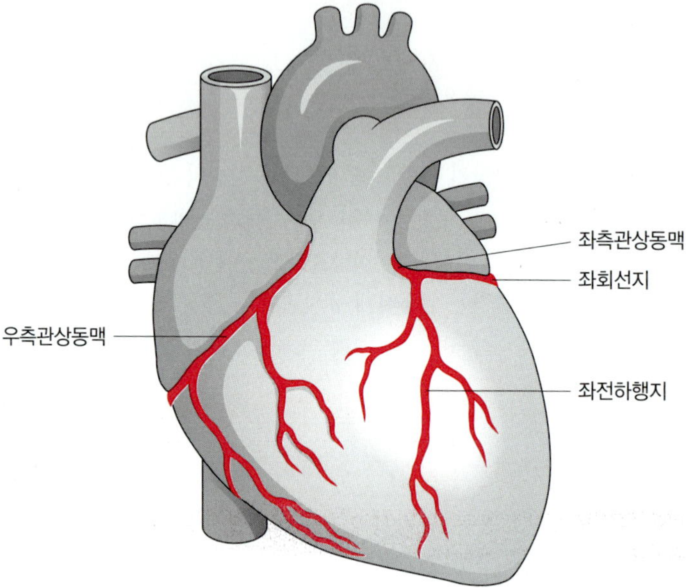

관상동맥질환

- 허혈성심질환(Ischemic heart disease, IHD)이라고도 함
- 심근에 산소와 영양분을 공급하지 못해 심근에 국소 빈혈을 초래하는 질환
- 심근경색 경험 대상자 중 50%는 1년 이내 사망
- 심장발작(heart attack) 대상자의 95%는 병원 도착 전 심실세동으로 사망 (심실세동기 비치 및 교육 중요)
- 한국 사망률 중 IHD로 사망자 수 꾸준히 증가, 심장질환 중 1위

  원인: 식생활 및 생활환경 변화 → 관상동맥에 죽상경화가 생기기 때문인 것으로 추정

원인과 병태생리

- 관상동맥 내에 죽상경화성 병변 진행 → 혈관이 좁아지거나 폐쇄되어 발생
- 죽상경화증: 심장, 뇌, 신장에 관류되는 중간 정도의 동맥과 대동맥에서 분기되는 큰 동맥에 영향
- 관상동맥질환은 심근의 산소요구와 심근에 공급되는 산소의 불균형으로 인해 심근에 공급되는 혈액 감소 → 협심증 발생
- 위험인자: 유전적 소인, 성별, 식이, 좌식생활습관, 흡연 등

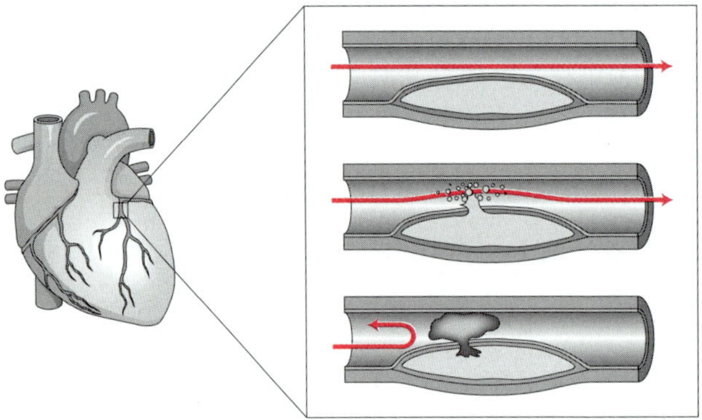

섬유질로 덮여있는 안전한 죽종은 파열하지 않음

불안전한 죽종은 고혈압, 빠른 혈류, 흡연, 당뇨 등으로 파열할 수 있음

파열한 장소에서 혈전이 생겨 동맥이 막히면 급성관상동맥증후군이 발생함

위험인자

관상동맥질환의 위험요소

조절 가능한 요인	조절 불가능한 요인	기여요인
높은 LDL 수준 낮은 HDL 수준 중성지방 총콜레스테롤 상승 고혈압 흡연 당뇨병 신체적 활동부족 과체중과 비만	연령 증가 유전 남성	고지방 식이 알코올 소비량 스트레스 증가 Homocysteine 수준 증가 C-reactive protein(CRP) 증가 호르몬 대체요법

관상동맥질환 예방을 위한 기준

• 총콜레스테롤/HDL ratio < 4 • 총콜레스테롤 < 200mg/dL • LDL < 100mg/dL • HDL > 40mg/dL	• 중성지방 < 150mg/dL • Hs-CRP < 0.7mg/dL = low risk • Homocysteine 4~14

종류

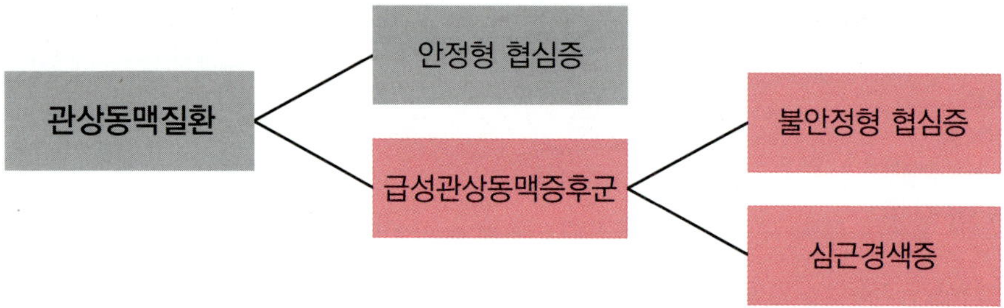

안정형 협심증 Stable angina pectoris

- 심근의 산소요구량과 관상동맥 산소공급 간의 일시적 불균형으로 초래됨
- 허혈 기간이 짧고, 심근조직에 영구적 손상은 없음
- 휴식하거나 NTG투여 시 흉부 불편감 완화
- 필요 시 칼슘 통로 차단제(Verapamil), 베타 교감신경차단제(Tenormin) 투여

안정형, 불안정형 협심증

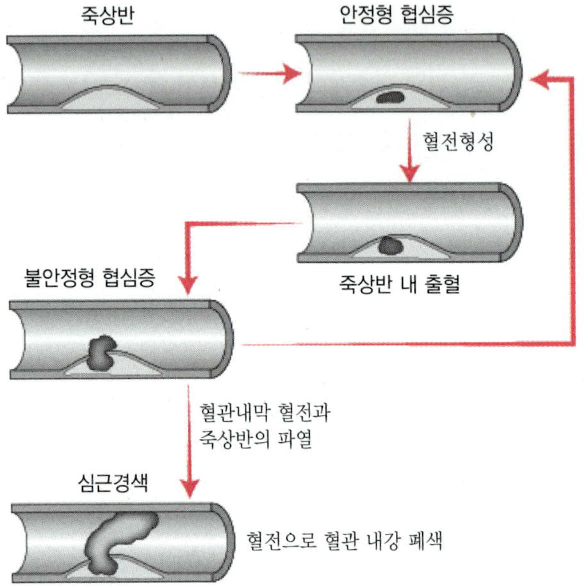
죽상반
안정형 협심증
혈전형성
죽상반 내 출혈
불안정형 협심증
혈관내막 혈전과
죽상반의 파열
심근경색
혈전으로 혈관 내강 폐색

기준	협심증	심근경색증
기초 질환	동맥경화	동맥경화
원인	관상동맥의 수축, 협착	관상동맥의 폐쇄
심장상태	심근의 산소결핍	심근의 괴사
강약	가슴을 죄는 듯한 통증	협심증보다 통증이 강함
지속시간	2~3분 반복됨	30분에서 몇 시간 또는 며칠 동안 지속
안정할 때	회복	회복되지 않음
가정 간호	통증완화를 위해 NTG 혀밑 투여 (투여 후 기립성 저혈압 증상 관찰)	신속한 병원치료를 위함

급성 관상동맥증후군의 분류

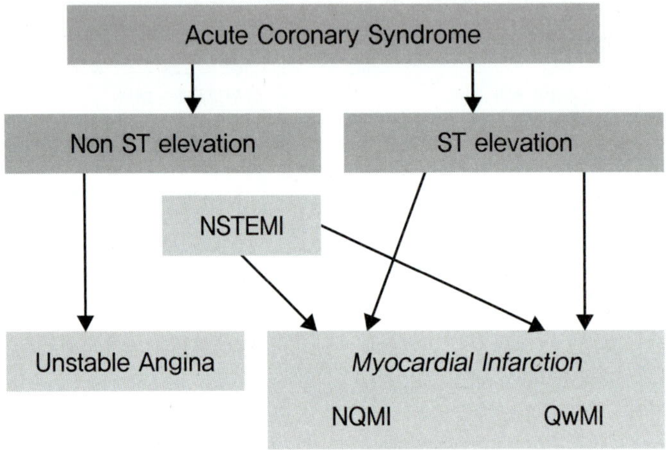

급성심근경색의 최신 진단기준

- Troponin의 전형적인 상승과 점진적인 하강 또는 CK-MB의 빠른 상승과 하강
- 다음 사항 중 최소 1개
  - 허혈증상
  - 허혈을 의미하는 심전도의 변화(ST분절의 상승 또는 하강)
  - 심전도에서 병적인 Q파
  - 영상학적 진단

임상 증상

■ 병력

- 최근 발생한 흉통, 약물복용, 가족력, 식습관, 생활양식, 신체 활동 정도 등 사정

■ 통증

- 가장 중요한 증상은 가슴, 상복부, 턱, 등, 팔 등으로 방사통이 있음
- 통증의 정도 및 양상(조이는 느낌, 타는 느낌, 압박감, 상복부 불편감) 측정 (NRS: 0~10까지)
- 통증 시작부위, 위치, 방사부위, 강도, 기간, 완화 및 악화요인 파악

관상동맥증후군의 심전도

- 경색부위의 심근세포 괴사로 정상적으로 탈분극이 되지 않으므로 전기자극을 전도할 수 없음
- 심전도를 통해 관상동맥의 순환상태 파악 가능

관상동맥증후군에서 ST segment의 변화

- ST segment 상승: J point가 base line에서 1mm 이상 위쪽으로 벗어난 경우
- ST segment 하강: J point가 base line에서 1mm 이상 아래로 벗어난 경우

ST segment 상승

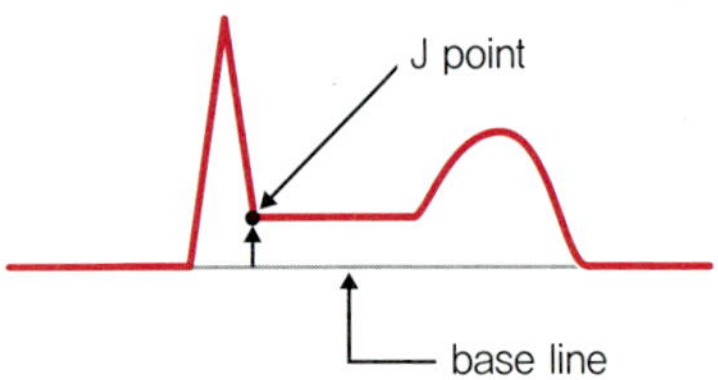

ST segment 하강

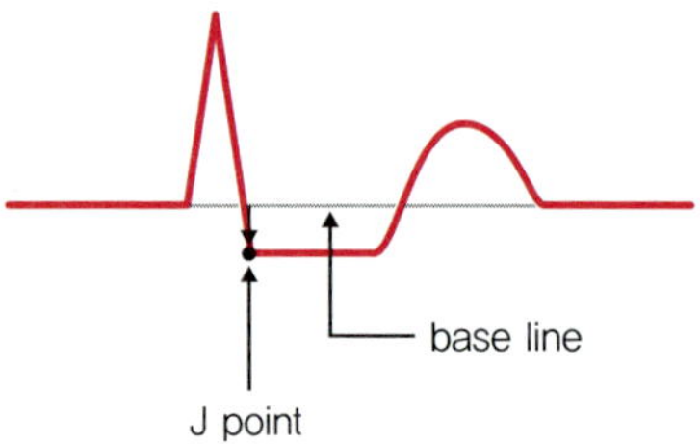

ST segment 상승하는 4가지 질환	ST segment 하강하는 4가지 질환
① Acute MI 급성심근경색	① 발작성 협심증(발작시)
② variant angina 이형협심증	② 심내막하 심근경색
③ Acute pericarditis 급성심막염	③ digitalis effect
④ ventricular aneurysm 심실류	④ hypokalemia

■ 심전도상의 특징

대칭의 T파 역위(inversion)나 ST하강(depression)이 흉부유도에서 가장 잘 나타난다.

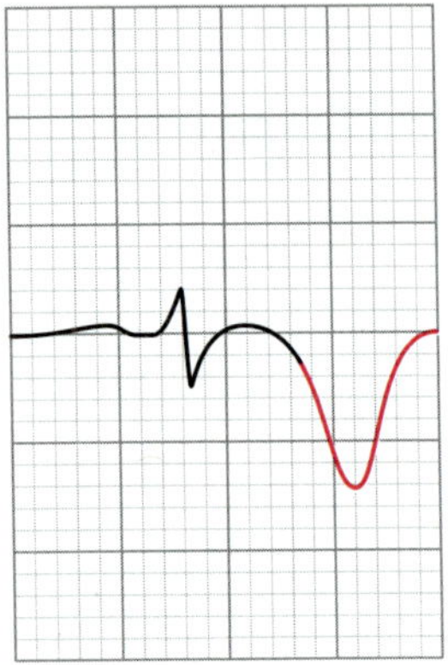

T파 역위

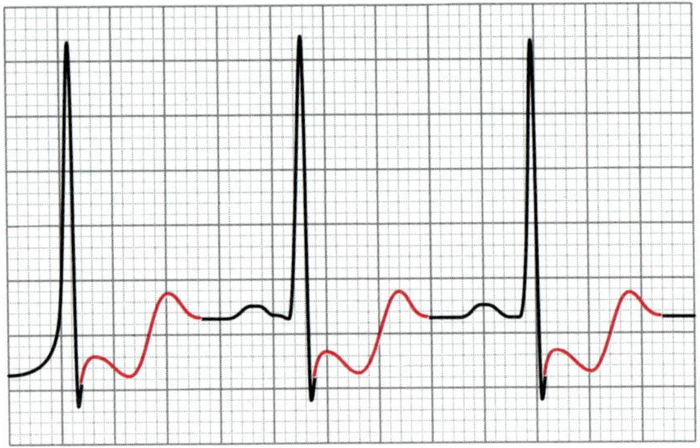

ST하강

■ 심근허혈이 전체적으로 관찰됨

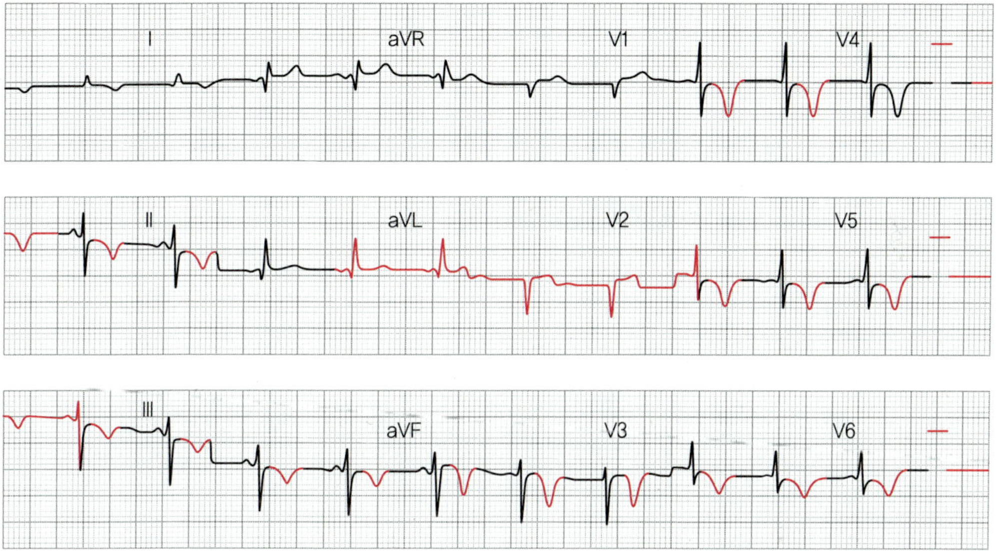

■ T파 역위는 심근허혈을 나타냄

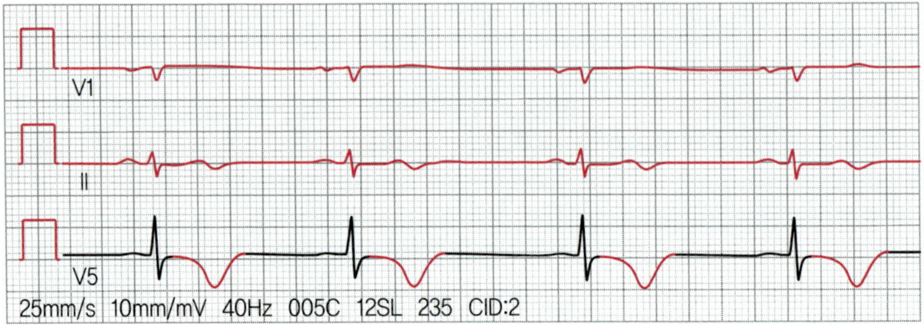

■ 깊은 T파 역위는 심근허혈을 나타냄

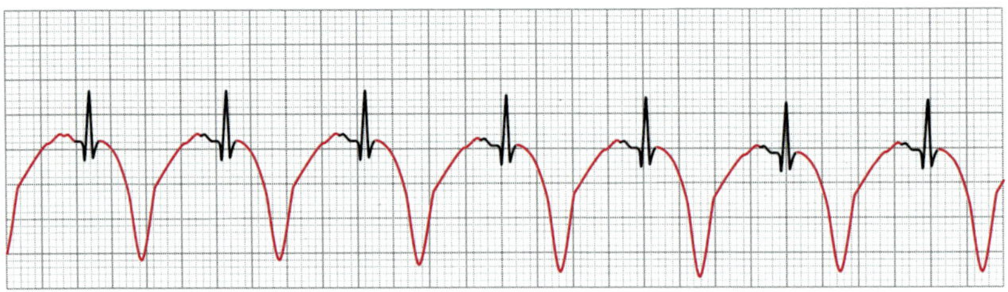

→ T파는 약간 평평하거나 함몰된 것에서부터 깊게 역위된 것까지 다양하다.

심근손상

■ 손상

급성 경색을 의미하고, 심근허혈과 손상은 가역적인 손상으로 영구적인 손상은 일으키지 않는다.

■ 심전도상의 특징

심근손상은 허혈이 더 진행된 상태로 심전도에서 ST분절이 기저선 위로 상승(elevation)을 나타낸다.

급성경색시 1mm~10mm까지 상승 →
나중에는 기저선 위치로 돌아옴

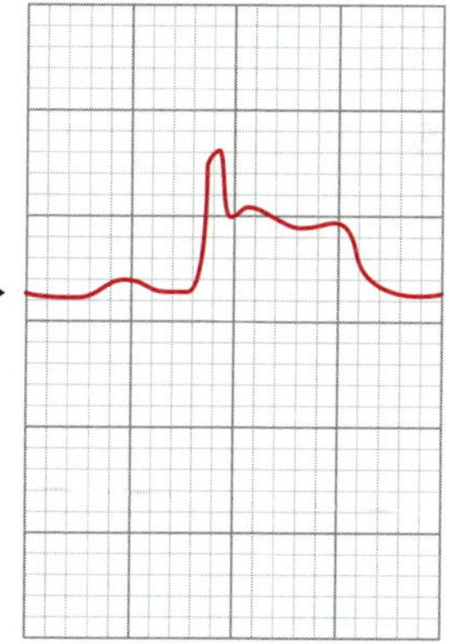

ST 상승

심근경색 Myocardial infarction

심근경색은 좌심실벽 일부에 괴사가 일어난 것으로 적절하게 혈액이 공급이 재개되지 않으면 허혈과 손상에 이어 나타난다.

→ 관상동맥이 주로 좌심실 기저부의 넓은 부분에 혈액을 공급하고 대개 심근경색은 좌심실에 혈액공급이 차단되어 심근손상으로 괴사를 일으켜 심실의 회복에 어려움이 있는 것을 말함

심근경색의 심전도 특징

① 심근경색의 진단은 비정상 Q파로 나타난다.

② Q파 폭이 0.04초 이상이거나 높이가 R파의 1/4 이상을 갖는다.

③ 비정상적인 Q파가 아닌 경우는 심근경색이라 진단하지 않는다.

④ 중격 Q파는 심실중격의 탈분극으로 I, aVL, aVF, V5, V6에서 정상적으로 나타나며 병적인 것은 아니다.

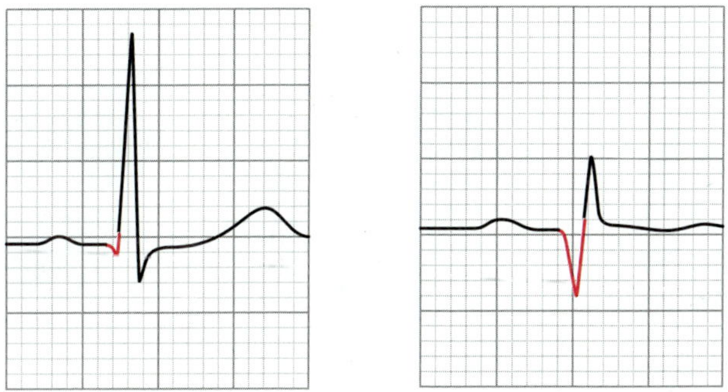

중격 Q파　　　　비정상적 Q파

정상심장 심실탈분극(QRS)을 나타내는 3벡터

(각 시각에 심실에서 발생하는 힘의 평균)

- ▶ **벡터 1** 심실중격과 조기 우심실 활성(탈분극)으로 우심실과 좌심실의 전기력의 평균
- ▶ **벡터 2** 심첨부 탈분극으로 우심실과 좌심실의 전기력 합의 평균
- ▶ **벡터 3** 좌심실의 활성

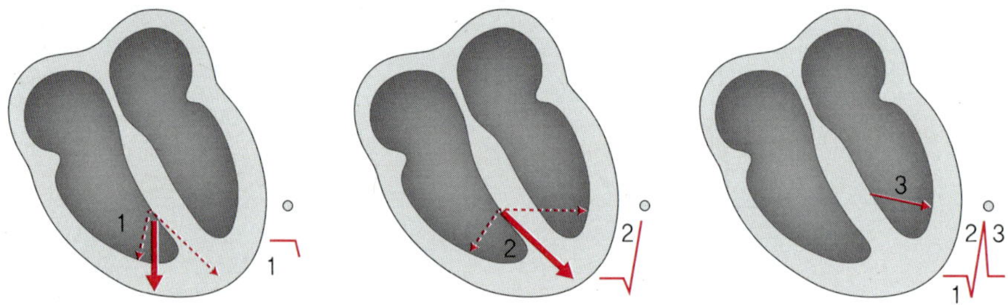

→ 정상에서 심실탈분극을 나타내는 3벡터가 전극 쪽으로 향하여 양성의 QRS군이 기록된다.

심근경색에서 Q파 발생

심근경색의 경우 손상된 좌심실부위는 전기력이 없어
벡터는 우심실의 전기력 방향으로 향하여 심근경색 동안
전기력은 전극에서 멀어져 깊고 넓은 Q파 출현

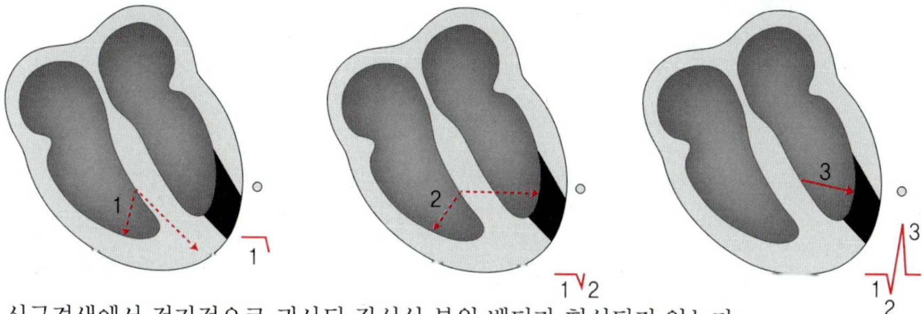

→ 심근경색에서 전기적으로 괴사된 좌심실 부위 벡터가 형성되지 않는다.
우심실의 벡터는 영향이 없어 대부분의 전기력은 전극에서 멀어져 의미 있는 Q파가 기록된다.

심근허혈, 심근손상 및 심근경색은 좌심실의 상태를 말하며
좌심실의 어느 부위가 병변이 있는지 알 수 있다.

■ 좌심실의 심근경색부위

- 전벽(V1, V2, V3, V4): 좌측관상동맥의 전하행지 폐색
- 측벽(I, aVL, V5, V6): 좌회선지 폐색
- 하벽(II, III, aVF): 좌회선지 폐색
- 후벽: 유도가 없으나 전벽(V1, V2)의 심전도를 반대로 관찰한다.
  우관상동맥 혹은 우관상동맥의 작은 가지 폐색

■ 우심실의 경색-우관상동맥 폐색

심근경색의 진행 단계

1. 좌심실의 일부 부위가 손상되면 손상부위의 심전도에 ST상승이 나타난다.

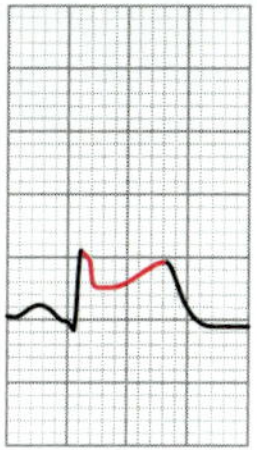

2. 심근경색부위의 심전도는 Q파가 나타난다.

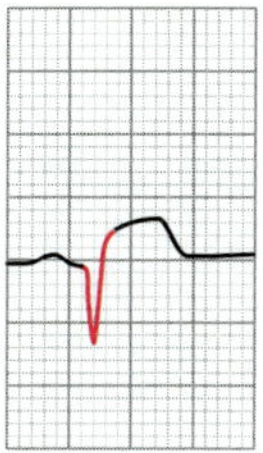

3. 심근경색부위의 심전도에 T파가 역위되어 나타난다.

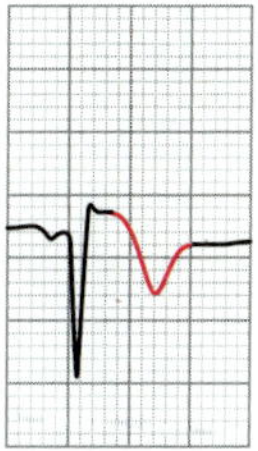

4. 심근손상부위에서의 ST상승은 기저부로 돌아오고 T파는 역위된다.

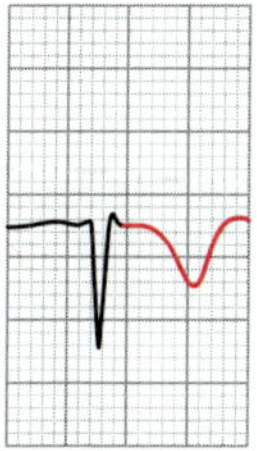

심근경색의 상대변화

심전도에서 심근경색의 상대변화(reciprocal change)가
심근경색 반대쪽 심전도에서 ST하강을 나타낸다.

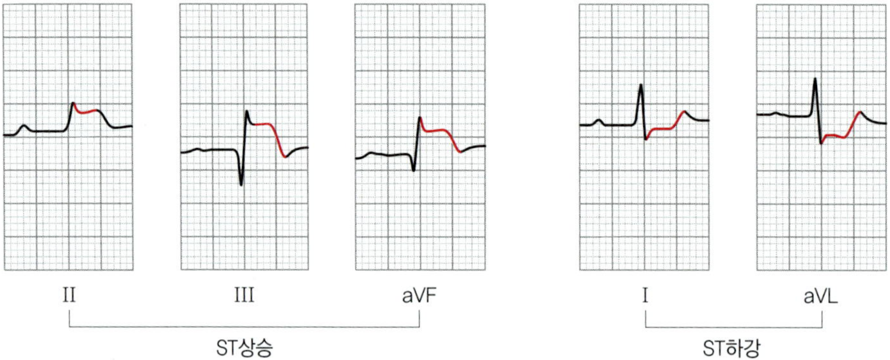

심전도상 ST분절과 T파를 보면 심근경색이 얼마나 오래 되었는지를 알 수 있다.

- ST상승이 있으면 급성
- ST분절이 기저선에 있고 T파 역위가 보이면 기간을 알 수 없는 심근경색
- ST분절이 기저선에 있고 T파가 상향이면 오래된 경색

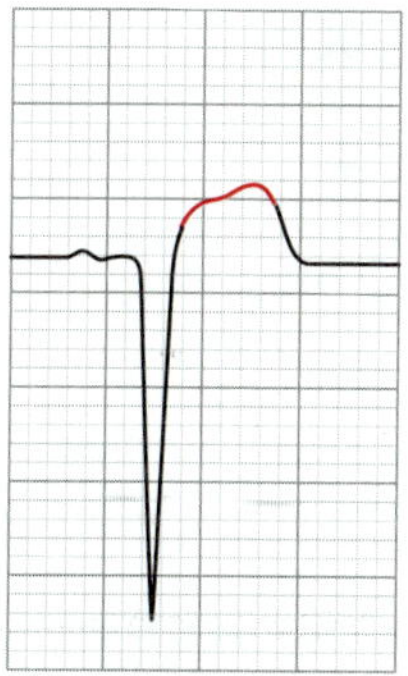

급성심근경색

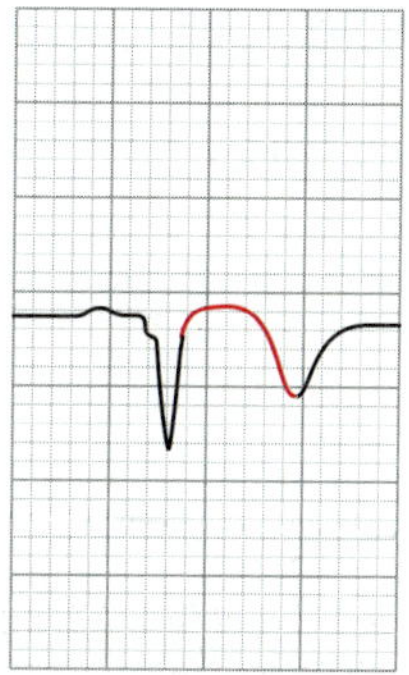

기간을 알 수 없는 심근경색

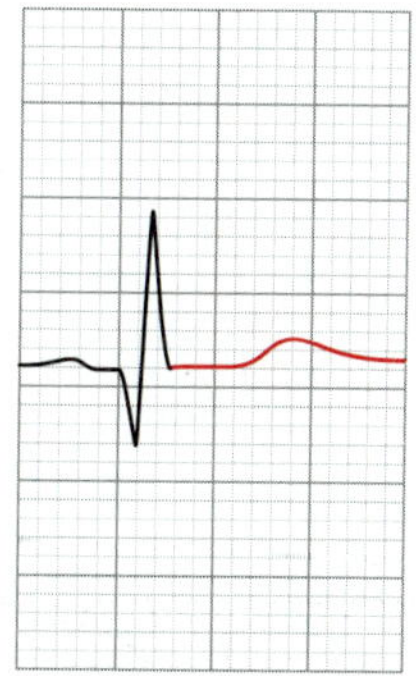

오래된 심근경색

심근경색의 진단

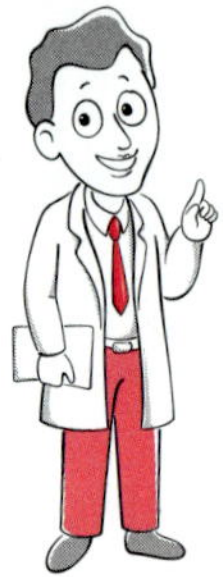

경색부위에서 2개 이상의 심전도에서 비정상적인 Q파, ST분절 상승을 보이거나 R파의 소실로 진단할 수 있다.

■ 전벽 심근경색

- ▶ LAD 좌측 관상동맥의 좌전하행지의 폐색
- ▶ 유도 V1–V4에 Q파, ST분절 상승

전벽 심근경색

진단기준: V1~V4에 Q파, ST분절 상승

정상심전도

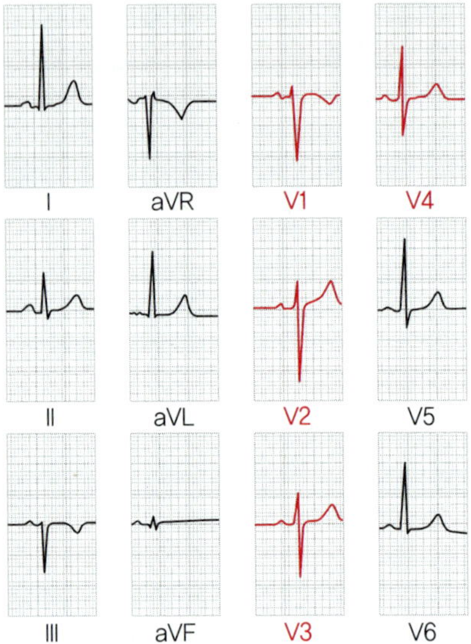

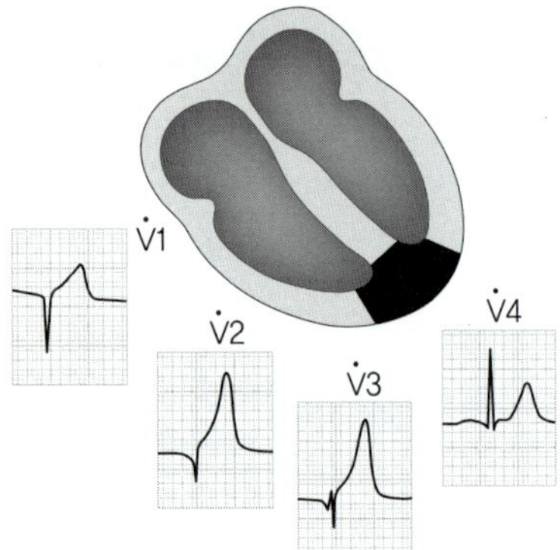

전중격 심근경색

진단기준: V1, V2, V1~V3에 Q파, V1, V2에 R파 상향 진행 없음, ST분절 상승

정상심전도

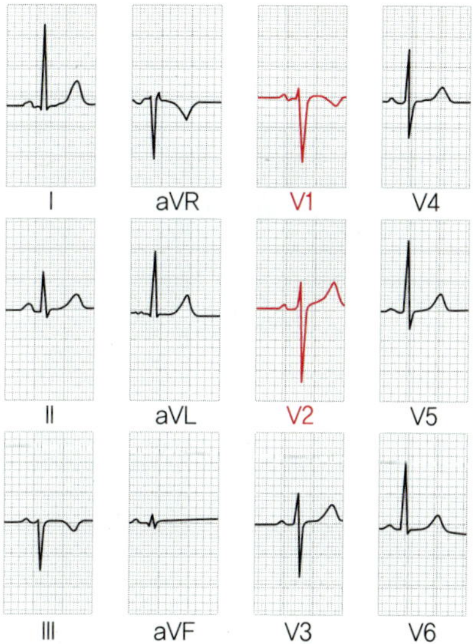

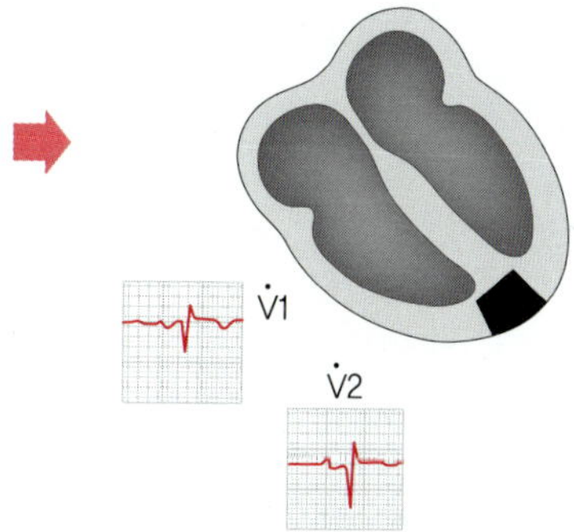

측벽 심근경색

진단기준: I, aVL, V5, V6에 Q파, ST분절 상승

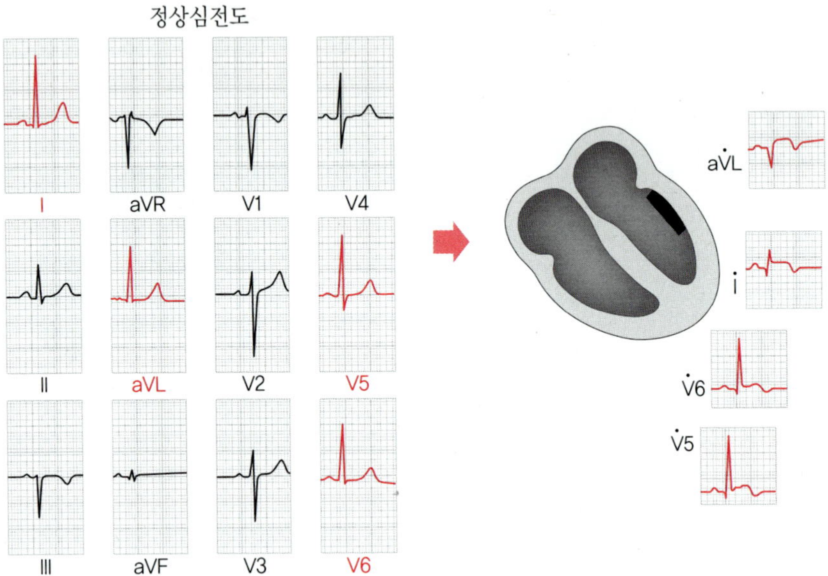

하벽 심근경색

진단기준: II, III, aVF에 Q파, ST분절 상승

정상심전도

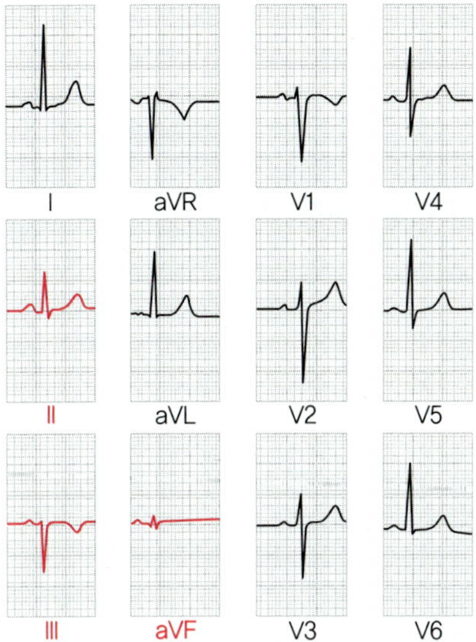

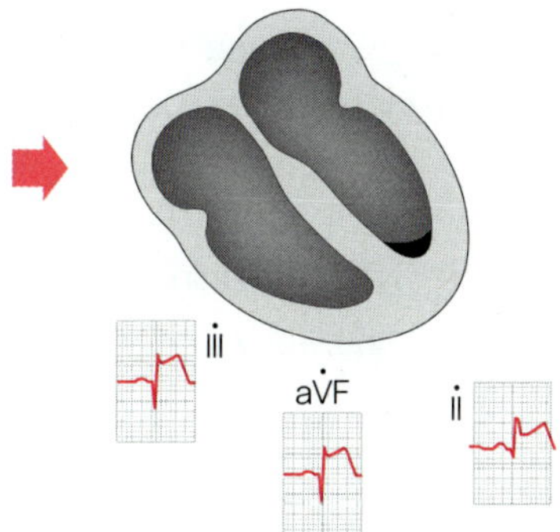

우심실 경색

하벽 심근경색 환자 중 II, III, aVF에 Q파, ST분절 상승이 나타나고 현저한 혈압하강이 보이면

→ 심전도 reverse 체크 후
V4에서 ST분절 상승이 보이면 Right ventricular경색이다.

치료: NTG, Morphine 사용 금물
혈압저하 시 수액요법

후벽 심근경색

- 우관상동맥 혹은 우관상동맥의 작은 가지 폐색
- 우관상동맥: 인구의 50%에서 SA node
  인구의 90%에서 AV node에 혈액공급
  → 후벽경색에서는 위험한 부정맥이 동반
- 전벽경색과 정반대
  V1, V2에서 큰 R파(Q파의 반대)
  ST하강
  Reciprocal change–V6에서 Q파

후벽 심근경색

진단기준: V1, V2에 큰 R파와 가끔 T파를 동반 V1, V2에 ST분절 하강

정상심전도

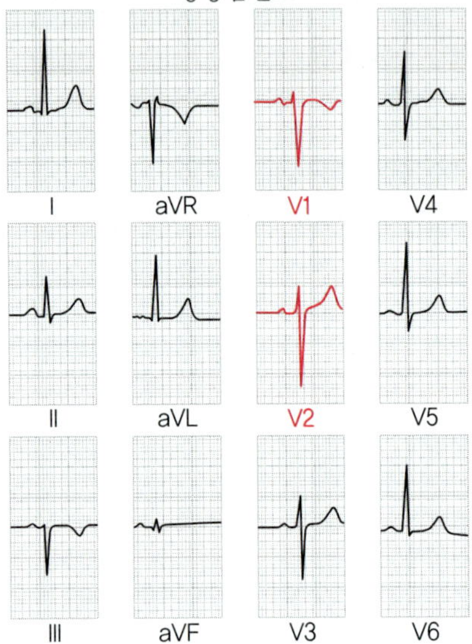

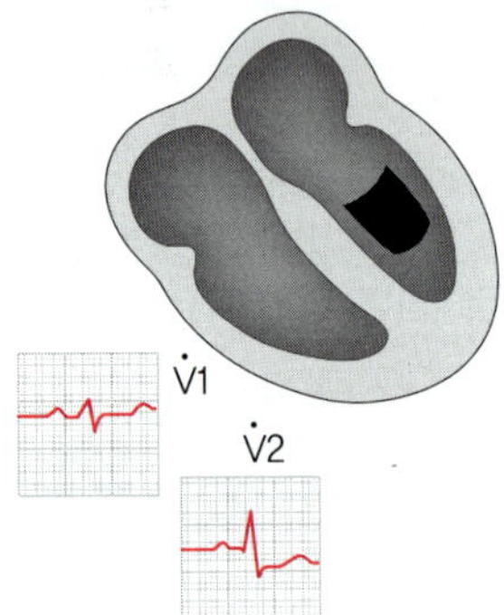

심근 효소 검사

- **목적:** 초기진단 및 치료방향결정
- **특징:** 2~3시간 간격의 연속적인 측정이 더 민감하고 정확함

급성심근경색에서 심근 효소의 시간 경과

검사	발현시간	최고치	정상화
Myoglobin	1~2시간	5~7시간	1일
CK	3~8시간	20~24시간	3~4일
CK-MB	3~8시간	20~24시간	2~3일
Troponin	6시간	12시간	7~10일

심근 효소

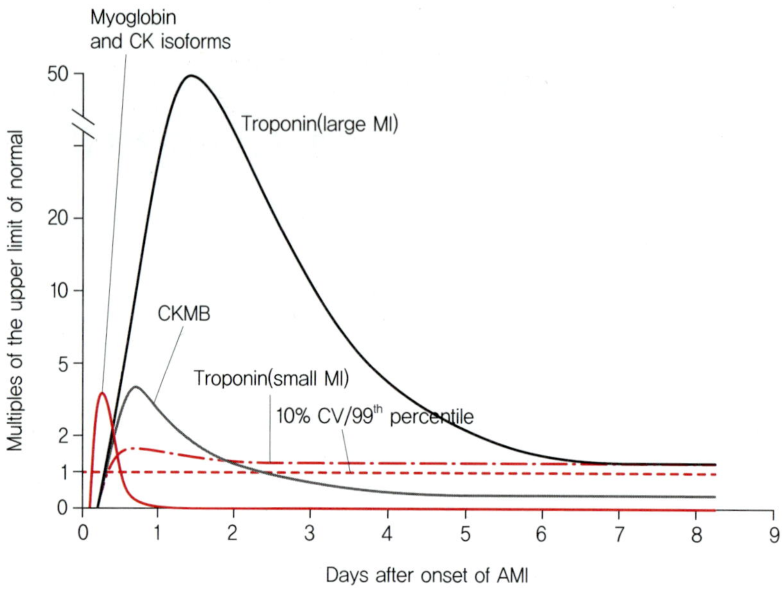
Myoglobin
and CK isoforms
50
20
10
5
2
1
0
Multiples of the upper limit of normal
Troponin(large MI)
CKMB
Troponin(small MI)
10% CV/99th percentile
0
1
2
3
4
5
6
7
8
9
Days after onset of AMI

급성심근경색 합병증

부정맥(dysrhythmias): 사망원인의 40~50%	• 심근의 국소빈혈이나 수축부전으로 초래 • 흔한 부정맥: 심실조기수축 → 심실세동(사망) • 약물요법: Amiodarone, BB(beta blocker), CCB(calcium channel blocker), DGX(digoxin)
심부전(heart failure)	• 심장의 수축력이 감소하여 발생
심인성쇼크(cardiogenic shock)	• 좌심실 근육 40% 이상 괴사 → 산소/영양 말초조직에 충분하게 공급 못 할 때
유두근 기능부전 (papillary muscle dysfunction)	• 승모판 연결 유두근괴사 → 기능부전 → 수축기 잡음 (승모판막 역류→ 좌심실기능악화) • 유두근 파열 무호흡, 폐수종, 심박출량 감소 • 치료: nitroprusside, 대동맥내풍선펌프(과부하 감소) 개심술로 판막성형술
심실류(ventricular aneurysm)	• 경색 생긴 약해진 심근 팽창 → 난치성심부전, 부정맥, 색전성뇌졸중 • 치료: 수술 ×, 후부하 감소약물
심외막염(pericarditis)	• Aspirin, corticosteroid, NSAIDs로 통증 경감
드레슬러 증후군: 심근경색 4~6주 후 발열현상과 삼출물 동반한 심외막염, 괴사된 심근의 항원항체반응	• 증상(심장통증, 발열, 마찰음 늑막삼출물, 관절통), WBC · ESR 상승, 치료(corticosteroids)

급성심근경색(AMI)의 초기관리

① Oxygen

- 산소포화도 모니터링
- 90% 이하 모든 환자에게 산소공급

② 심전도 모니터링, 12유도 심전도 검사

③ Aspirin

- aspirin allergy와 위장출혈이 없으면 160~325mg을 씹어서 투약 (소화기 문제가 있는 경우 좌약 사용)
- 항응고 효과로 관상동맥이 다시 막히는 것과 혈전용해 치료 후 허혈성 이벤트를 줄여줌

④ Nitroglycerine

- 허혈성 흉통에 효과적인 analgegics
- 플라크로 장애를 받는 부분의 혈관 이완
- 혈역학적으로 안정 시 투여
  (SBP > 90mmHg or 기본 혈압보다 30mmHg 아래로 저하되지 않고, HR 50~100회/분)
- 5분 간격으로 3정까지 투여(혹은 spray)

⑤ Morphine

- Nitroglycerine에 반응 없는 지속적인 흉통
- ACS(acute coronary syndrome)의 합병증인 폐혈관 울혈에 효과적
- 혈관이완 → 심실의 전부하와 산소요구량 감소
- Hypovolemia에서는 사용금지 → 저혈압이면 다리를 상승 시키고, 수액공급
폐혈관 울혈의 징후를 검사
- 2~4mg IV로 시작
- 5~15분 간격으로 2~8mg을 더 줄 수 있다.

Unstable Angina & NSTEMI

항응고, 항혈전, 항협심증 치료

STEMI

Epicardial coronary vessel이 완전히 폐색 → Reperfusion therapy

급성심근경색의 일반적 관리

약물요법

조직관류(심폐) 증진: 혈전용해, 혈전형성억제, 삼박출량 증가시키는 약물 (관상동맥 혈류증진)

① 혈전용해요법

- 섬유용해제: tPA, reteplase IV → 심도자술 동안 관상동맥내로 주입, 첫 6시간 내 효과
- 부작용: 과민반응(발진, 숨가쁨, 천명음, 홍조, 저혈압), 출혈

② Glycoprotein IIb/IIIa inhibitor

- 당단백 IIb/IIIa 억제제인 abciximab, epitifibatide, tirofiban IV(섬유소원이 혈전부위의 혈소판에 부착 방지)

③ 구강약물요법

- Aspirin, BB(beta blocker)(경색의 크기/심실부정맥/경색으로 인한 사망률 감소), CCB(calcium channel blocker)(약물요법에도 협심증 계속되는 경우)
- 혈관확장제: 혈관 저항과 혈압하강-심부담 감소
  Nitroglycerine(NGT): 협심증 완화와 예방
- β-교감신경차단(BB): 카테콜라민의 작용 차단해서 심박수와 심근 수축력 감소, 혈압 감소, 심근의 산소요구도 감소(Propranolol, metoprolol, atenolol)
- 칼슘통로 차단제(CCB): 칼슘이온 전류 차단해서 심근의 수축력 억제와 평활근 이완, 심근 산소요구량 감소
  Verapamil: 자극전도 지연, 심박수 감소(부정맥 동반 협심증)
  Nifedipine: 강력한 혈관확장 작용(불안정형 협심증)
  Diltiazem: 상기 약의 중간 정도, 부작용 적음
- Thrombin 억제제: Heparin은 Thrombin과 응고인자 억제
- ACE억제제
- 지질저하제: HMG-CoA reductase 억제제, 음이온 교환 수지, 니코틴산 유도체

중재요법

① 경피적 관상동맥 중재술(Percutaneous transluminal coronary Intervention, PCI)

② 관상동맥우회술(Coronary-artery bypass graft, CABG)

③ 내시경적 관상동맥 우회술(Endoscopic coronary artery bypass)

④ 최소 침투성 관상동맥우회술(Minimally invasive direct coronary artery bypass, MIDCAB)

- 좌전방하행 관상동맥의 병변 시 적용: 내유선동맥 분리

⑤ 심근침투성 레이저 혈관재형성술(Transmyocardial laser revascularization)

- PTCA, CABG 못 받는 허약한 대상자

⑥ 심폐기를 사용하지 않은 관상동맥우회술(Off-pump coronary artery bypass)

- 개심수술을 실시하는 대상자를 위한 치료방법
- 장점: 짧은 재원기간, 사망률 감소, 감염위험 감소, 저렴한 비용

⑦ 로봇 심장수술

⑧ 외부 맞박동장치(enhanced external counterpulsation, EECP)

- 비침습 시술
  만성 안전형협심증
  증상완화
  심근허혈부위의 혈류 증가
- 종아리/대퇴부 압력커프
  → 다리정맥혈귀한 심장수축기 압력↓
  → 후부하경감

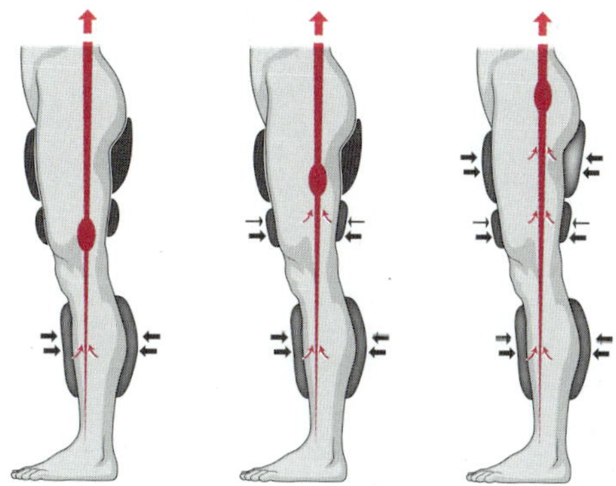

관상동맥 우회술(CABG)

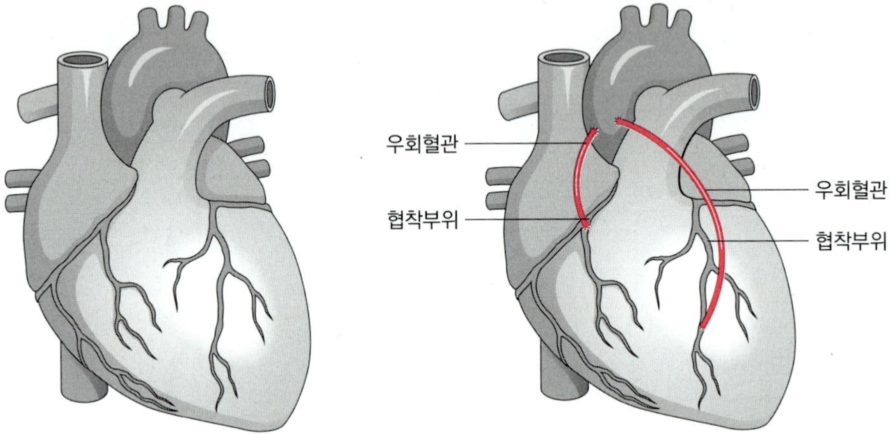

정상 혈관

관상동맥 우회술 후 혈관

퇴원교육

① 금연

② 식이조절: 80mg 이하 소금 섭취, 적절한 칼륨/칼슘/마그네슘섭취

③ 신체활동
- 항상 NTG 휴대
- 운동 전 · 중 · 후 맥박측정
- 맥박 분당 20회 이상 증가, 호흡곤란, 흉통, 현기증 시 운동 중지
- 점차 걷기 늘리기: 매주 세 번 이상 걷기
- 지나친 긴장 초래하는 행동 피하기(들어올리기, 팔굽혀펴기)

④ 성생활: 주치의와 상의

⑤ 혈압관리: 규칙적 혈압 측정, 체중 감소, 신체활동 조절, 저염식이

⑥ 심장약물 교육

⑦ 가정에서의 흉통 관리

- NTG 보관: 차광, 밀폐, 유통기한 확인
- 흉통 시 활동 멈추고 앉거나 눕기
- NTG: 혀밑 투여 혹은 스프레이

  → 5분 후 완화 되지 않으면 2번(총 3회) 더 추가 복용 가능
- 병력 의료카드 패용

⑧ 의학적 치료가 필요한 경우

- 기상 후 분당 50회 이하의 서맥
- 천명음, 호흡곤란
- 1주 1.3kg이나 밤 사이 450~900g 체중 증가
- NTG 사용 계속 증가할 때
- 활동 시 현기증, 실신, 호흡곤란

⑨ 보완대체요법: 근육이완법, 심상법, 이완요법 등

⑩ 당뇨환자의 경우 혈당관리

III 심부전 Heart failure

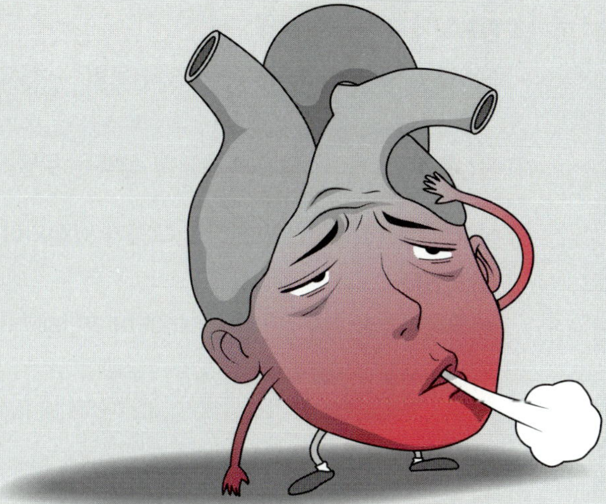

정의

- 휴식/운동할 때 신체가 필요한 대사요구에 충족시킬 만큼 충분한 혈액을 심장이 펌프해내지 못하는 상태
- 심박출량 저하 → 폐정맥/전신정맥 울혈 → 신체조직은 산소부족 → 정맥계 울혈

① 전신조직의 대사에 필요한 충분한 혈액을 보낼 수 없는 심박출량의 저하

② 심박출량이 정상이라도 전신의 대사가 항진되어 전신의 수요에 맞게 혈액량을 공급할 수 없는 상태
→ 고심박출성 심부전(high output heart failure)이라고 한다.

예) 갑상선기능항진증(소모성 질환), 빈혈, Beriberi disease(비타민 B_1 결핍)

병태생리

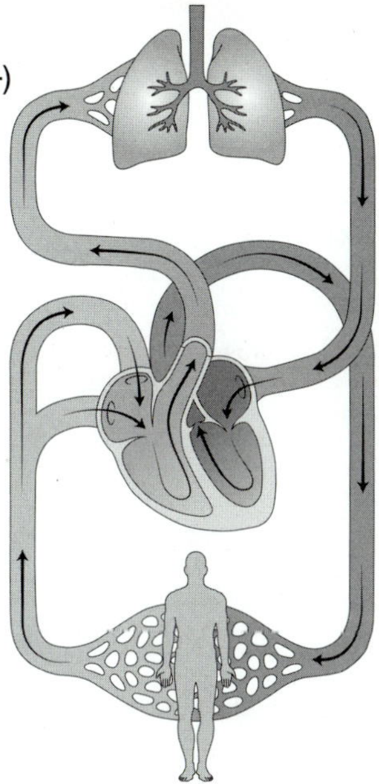

① 전부하의 증가(용적 과부하)

- 판막 역류
  - 대동맥판 폐쇄 부전증
  - 승모판 폐쇄 부전증
- 과혈량
- 선천성 기형

② 후부하의 증가(압력 과부하)

- 고혈압
- 말초혈관 증가
- 대동맥판 및 폐동맥판 협착

③ 심근 수축력의 감소

- 심장질환(CAD, MI, 심근증)
- 심장 외부에서 심장 압박 (수축성 심낭염과 심낭압전)

④ 심실충만 장애

- 출혈, Shock, 화상, 탈수 등
- 심장의 정맥환류량 감소 (저박출성 심부전)

심부전의 흔한 원인

좌심부전	우심부전
■ 고혈압 ■ 심근경색증 ■ 기타 심장질환: 판막질환(대동맥판막협착증), 류마티스심질환, 심장전도장애, 수축성심장질환	■ 만성 폐쇄성폐질환 ■ 급성호흡부전증후군 ■ 삼첨판막질환

심부전의 위험요인

조절 가능한 위험요인		조절 불가능한 위험요인
■ 죽상경화증 ■ 고지혈증 ■ 대사증후군 ■ 좌식생활 ■ 판막장애	■ 당뇨 ■ 고혈압 ■ 비만 ■ 흡연 ■ 심장독성 약물 (알코올, 불법 약물, anthracyclines)	■ 연령 ■ 관상동맥질환(CAD) 가족력 ■ 성별 ■ 유전

이차적 심부전 유발요인

원인	기전
빈혈	혈액의 산소운반능력이 저하되어 조직의 산소요구를 충족시키기 위해 심박출량 증가
감염	조직의 산소요구도가 증가해 심박출량 증가
갑상샘중독증	조직대사율이 증가해 심박동수와 심장부담 증가
갑상샘기능저하증	간접적으로 죽상경화증이 악화. 중증 갑상샘기능저하증은 심근수축력 저하
부정맥	심박출량을 저하시켜 심장부담과 심근의 산소요구도 증가
세균성심내막염	감염: 대사요구도와 산소요구도 증가 판막기능부전(합병증): 협착증과 폐쇄부전증의 원인
폐질환	폐의 압력 증가로 우심실의 압력을 증가시켜 우심실 비대와 우심부전 초래
파제트병(Paget 병)	골격근의 혈관분포 증가로 인해 심장부담 증가
영양결핍	심장 근육량과 심근수축력의 증가로 인해 심장기능 저하
체액과다증	우심실의 혈류량을 증가시켜 전부하 증가

보상기전

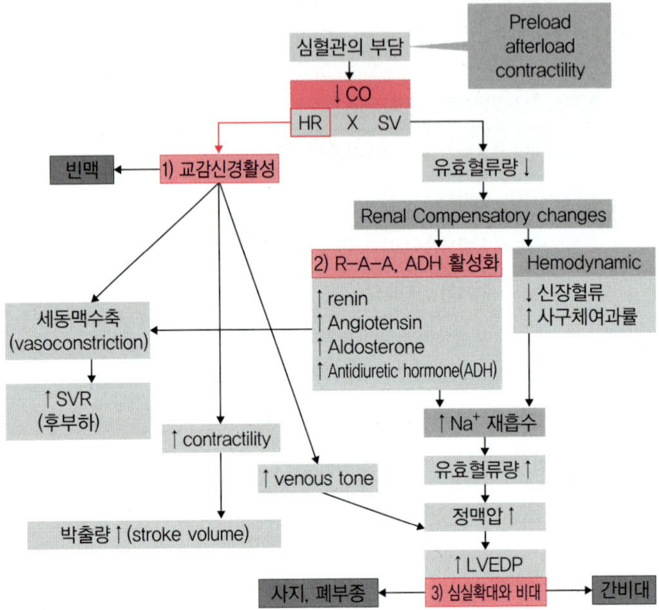
심혈관의 부담
Preload
afterload
contractility
↓CO
HR X SV
빈맥
1) 교감신경활성
유효혈류량↓
Renal Compensatory changes
2) R-A-A, ADH 활성화
↑renin
↑Angiotensin
↑Aldosterone
↑Antidiuretic hormone(ADH)
Hemodynamic
↓신장혈류
↑사구체여과률
세동맥수축
(vasoconstriction)
↑SVR
(후부하)
↑contractility
↑venous tone
박출량↑(stroke volume)
↑Na+ 재흡수
유효혈류량↑
정맥압↑
↑LVEDP
사지, 폐부종
3) 심실확대와 비대
간비대

심부전 분류

■ 위험성 진행 정도에 따라 질병의 단계

A단계	심부전의 고위험성 있으며 질병을 예방할 수 있는 상태
B단계	질병이나 증상이 나타나지 않았으나 질병을 확인하여 초기에 치료할 수 있는 상태(X-선 검사: 심실비대, MRI & CT & ECG: 심실비대, 심실기능장애)
C단계	질병이나 증상을 확인할 수 있으며 적극적인 치료를 하는 상태(ACE inhibitor, angiotensin receptor blockers, beta-blocker, digoxin 투여)
D단계	심부전의 말기 상태로 호스피스 간호/심장이식 포함한 지속적이고 지지적인 치료 필요

■ 기능적 상태(NYHA classification)

대상자의 기능상태에 따른 분류법으로 주관적 증상에 따라 일상생활활동(ADL) 침범

The New York Heart Association Classifications: based on physical limitations

Class I	No limitations of physical activity, no symptoms with ordinary activities
Class II	Slight limitation, symptoms with ordinary activities
Class III	Marked limitation, symptoms with less than ordinary activities
Class IV	Severe limitation, symptoms of heart failure at rest

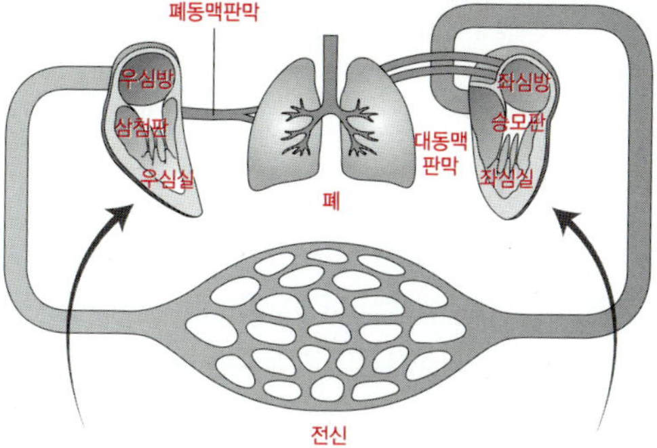

우심부전

전신 울혈 증상

- 경정맥 확장
- 복수
- 식욕부진, 오심, 구토
- 의존성 부종(다리와 천골)
- 복부 팽만
- 손과 손가락 부종
- 야간 다뇨
- 체중 증가
- 혈압 상승 또는 감소

좌심부전

심박출량 감소

- 피로, 허약감, 차가운 사지
- 주간 핍뇨, 신부전
- 협심증
- 빈맥, 약한 말초맥박, 심계항진
- 혼미, 안절부절못함, 어지러움, 창백
- 집중력/지적 활동 저하
- 활동지속성 장애

폐울혈

- 밤에 악화되는 잦은 마른기침
- 호흡곤란, 기좌호흡,
  야간성 발작성 호흡곤란
- 폐 악설음 또는 천명음
- 거품섞인 분홍색 객담
- 빈호흡
- 심잡음(S3/S4), 분마성 리듬(gallop)
- 나음(rales), 습성 수포음/
  수포음(coarse crackles)

↔

양심실부전

우심부전과 좌심부전 결함

좌심부전 증상

폐부종과 폐울혈: 좌심실 혈액 박출량 감소 → 좌심방압 상승 → 폐정맥압 상승으로 폐울혈, 호흡곤란, 기침, 피로, 빈맥, 불안, 늑막삼출액

① 호흡곤란: 폐포 내 체액이 증가되어 가스교환 방해
운동 시 호흡곤란, 기좌호흡, 발작성 야간호흡곤란, 안정 시 호흡 곤란 등으로 진행
발작성 야간성 호흡곤란은 좌심부전의 특징적인 증상임
*폐 청진 시 나음, 수포음 발생은 폐울혈 의심

② 기침과 혈담: 기침은 폐울혈로 인해 세기관지에 고인 수분이 기관지 점막 자극으로 발생
→ 폐 모세혈관 파열되면 객담에 줄무늬 모양의 혈담
중증 심부전 시 심한 폐울혈 → 폐모세혈관 수분 간질조직, 폐포 내로 누출
→ 급성 폐수종(혈액, 거품 섞인 분홍색 객담)

③ 신기능저하, 부종, 체중 증가: 나트륨과 수분이 조직 내 축적되어 소변량 감소, 소변량은 심부전 지표

④ 맥박이상: 좌심부전에서 심박출량 감소 → 동성 빈맥, 맥압 감소, 교대맥, [비례맥압=(SBP-DBP)/SBP]
비례맥압 25% 감소는 현저한 심박출량 감소 의미

⑤ 감각 및 의식수준의 변화: 심박출량 감소로 뇌의 산소 공급 불충분, 불안정, 집중력 약화, 현기증, 혼미

⑥ 피로: 심박출량의 저하로 인해 순환 혈량 감소 → 노폐물 적절히 제거하지 못함
기침과 호흡곤란으로 에너지 소모 증가
말초 혈류 감소 → 사지 및 손톱에 청색증, 사지의 냉감, 주간 핍뇨

⑦ 심음 청진 시 심박출량 감소 심실 잔류량 증가로 S3, S4 확인, Cheyne-Stokes 호흡
(울혈성 심부전 시 발생)

우심부전 증상

- 우심의 정맥 혈액을 폐로 펌프 못함 → 우심 내 혈액 정체 → 중심정맥압 상승, 전신정맥 울혈
- 원인: 좌심부전유발 고혈압, 허혈성 심장질환, 삼첨판 및 폐동맥판 협착증, 만성 폐질환(폐 저항 → 전신순환 정맥혈이 우심실에서 폐 이동 저항, 폐동맥압 상승 → 우심실 과부하)

① 폐고혈압: 호흡곤란(숨이 찬다고 호소), 어지러움, 흉통, 실신

② 전신성 정맥 울혈: 하지의 요흔성 부종(pitting edema), 체중 증가, 간 비대, 경정맥 울혈, 복수 등을 초래 → 야뇨증

- 간의 정맥 울혈: 간비대와 우상복부 압통 → 문맥압 상승(위, 장, 췌장, 비장, 식도의 정맥 울혈/식욕 감퇴, 소화장애) → 심한 경우 복수 참 → 횡격막 압박 → 호흡기 증상 악화
- 간소엽 울혈 → 간소엽 조직 손상 → 섬유화 → 경화(심장성 경화) → 복수와 황달(SGOT, SGPT 상승)

③ 말초부종

전신 정맥의 혈액 정체와 중력 영향, 발과 발목에서 시작, 다리와 허벅지 진행, 생식기와 손에도 부종이 나타난다.

체중의 증가와 감소를 알려주는 가장 정확한 지표임

- 좌심부전과 우심부전 공통 증상: 심박출량 감소 → 신동맥 저하 → 사구체여과 기능저하 → 요량 감소 → 순환 혈량 감소 → 부신피질에서 aldosterone 분비 증가 → 소디움 재흡수 증가 → 세포외액 농도 증가 → 시상하부에서 항 이뇨호르몬 분비 촉진 → 수분 재흡수 → 정맥압 상승 → 부종 → 체중 증가

진단검사

① 혈액검사

- CBC, ferritin, troponin, lipid profile, 갑상선기능검사 등을 통해 원인 및 동반질환 확인
- LFT, BNP, BUN/Cr 통해 질병의 심각성 확인

② 심장영상검사: 심장의 구조적 이상 확인

- 흉부X-선, 심전도, 심초음파: 심부전 원인, 심기능의 측정, 박출계수, 심장의 구조, 혈액역동 정보 제공
- 심장 자기공명검사: 심실기능사정
- **모든 심장영상검사: 심장벽의 운동, 벽의 두께, 심실의 비후나 비대, 판막기능부전, 침습적 질환의 유무 결정, 폐의 압력 등을 측정**

③ 심도자술(우심도자술/좌심도자술) 및 관상동맥 조영술

④ 심내막 생검

- 침습적 질환, 교원질 혈관성 질환, 독소 노출, 심근염으로 인한 심부전 진단

⑤ 최대 산소소모량 검사

- 원인(증상이 폐가 원인인지), 예후 사정 및 심부전과 관련된 호흡곤란으로 인한 수면장애 확인

V1에서 심부전 판독

심전도에서 가장 먼저 보아야 할 것은 V1이다.
V1 에서 보아야 할 것은 P wave, r wave

→ P wave는 심방의 병변, r wave는 심실의 병변을 알 수 있다.

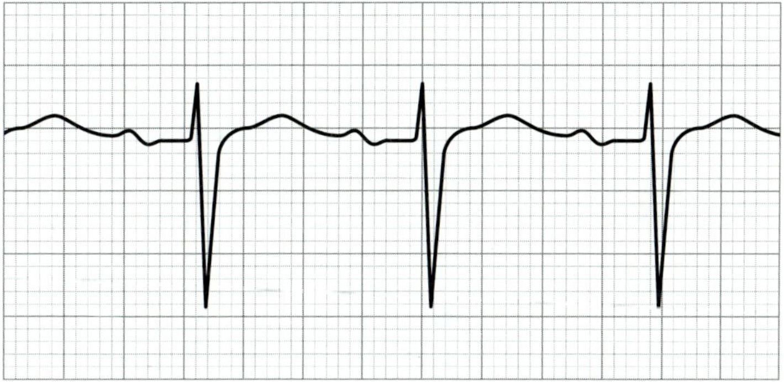

→ r wave: 0.5mv 이하

정상의 V1

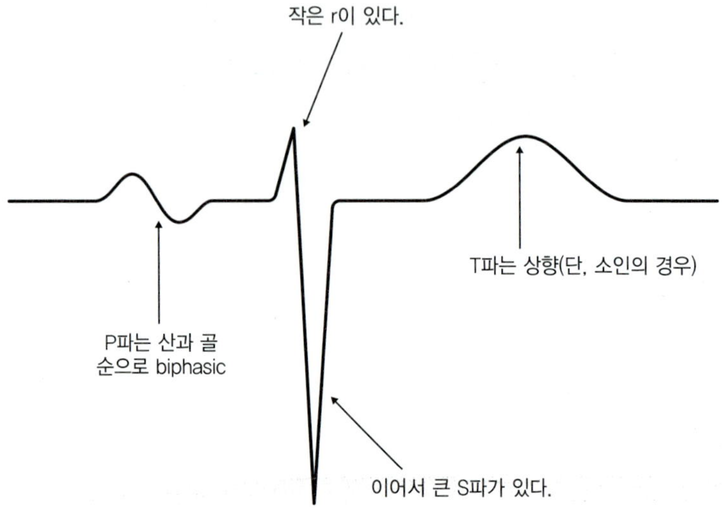

V1에서 중요한 P wave

V1에서 P wave는 심방의 수축으로 산과 골의 순으로 2상성(diphasic pattern)

심방은 우심방 → 좌심방의 순으로 수축하므로 V1에서 P wave는 산 → 골 순으로 기록된다.

산 → 우심방수축, 골 → 좌심방수축

예) 산이 높다(0.25mv를 넘지 않는다) → 우심방의 수축이 강하다 → 우심방비대
골이 깊거나(높이 1mm 이상) 넓다(폭이 넓어짐) → 좌심방 수축이 강하다 → 좌심방비대

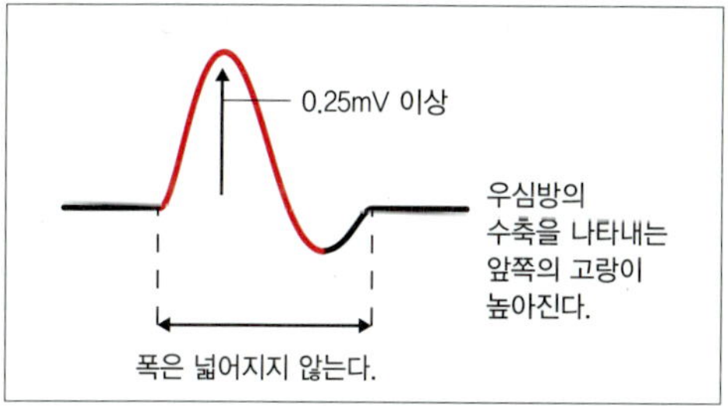

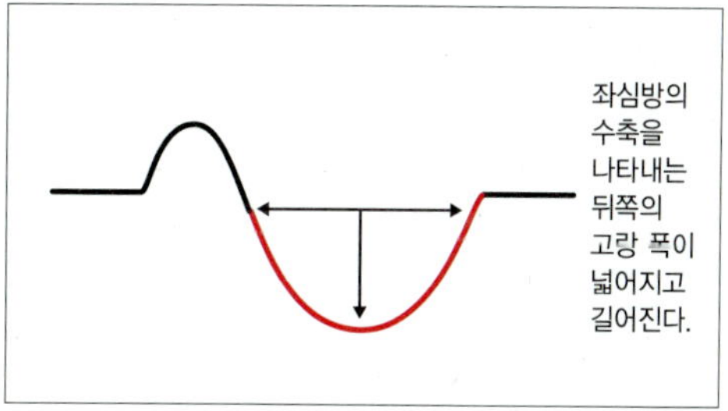

■ 심방비대가 관찰되는 V1, lead II

1. V1에서 P wave 골이 깊으면 좌심방비대
   골이 깊거나 넓다 → 좌심방 수축이 강하다 → 좌심방비대

2. II 유도에서 p파는 상향으로 0.25mv 이상이면 우심방비대
   II 유도에서 p파가 0.25mv보다 높게 나타난다 → 우심방비대

3. 양심방 비대는 우심방, 좌심방비대가 합친 것을 기준으로 한다.
   V1에서 골이 깊으며, II에서 p파 0.25mv 이상

우심방비대

II 유도에서 p파는 상향으로 2.5mm 이상

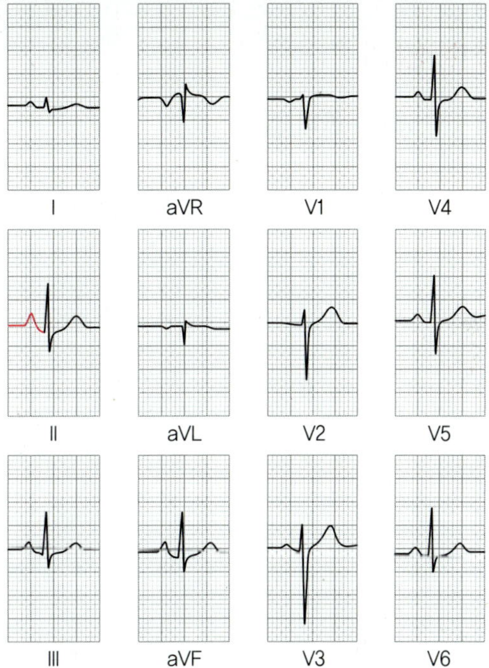

좌심방비대

V1에서 P wave 골이 깊다.

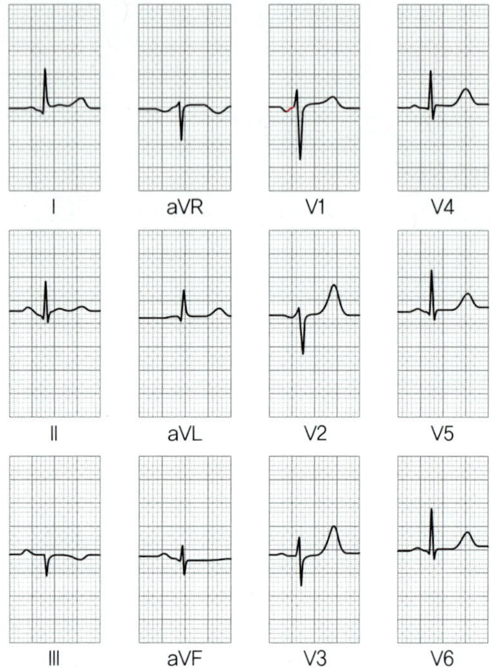

양심방비대

V1에서 골이 깊고 II에서
p파 0.25mv 이상

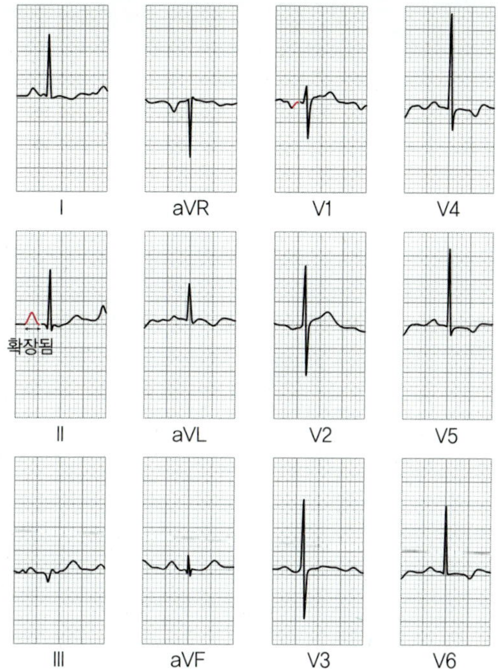

V1에서 중요한 r wave

우심실비대의 진단기준

① 전압 V1에서 R>S 또는 V1의 R + V6의 S>11mm

② 우축편위

V1에서 우심실비대

우축편위와 전압 V1에서 R > S
또는
V1의 R + V6의 S > 11mm

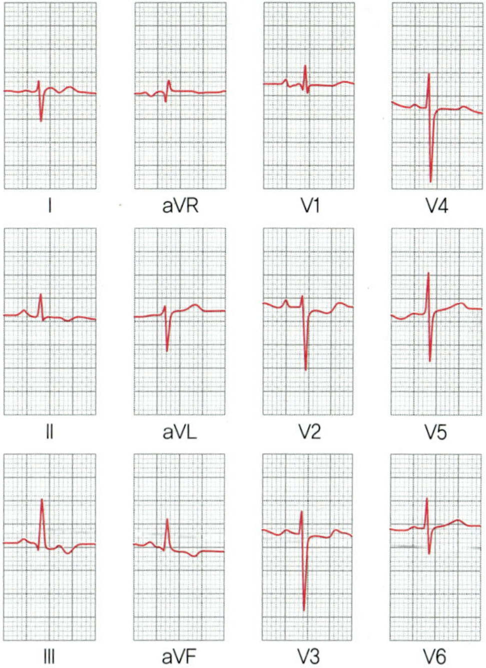

III 심부전

V1에서 중요한 r wave

좌심실비대의 진단기준

① V1에서 S wave가 11mm 이상의 경우, V5, V6을 반드시 본다.
→ V1의 S + V5의 R > 35mm
또는 단독으로는 V5 또는 V6의 R > 27mm
또는 aVL의 R파 > 11mm

② 좌축편위

V1에서 좌심실비대

V1에서 S wave가 11mm 이상으로
→ V1의 S + V5의 R > 35mm

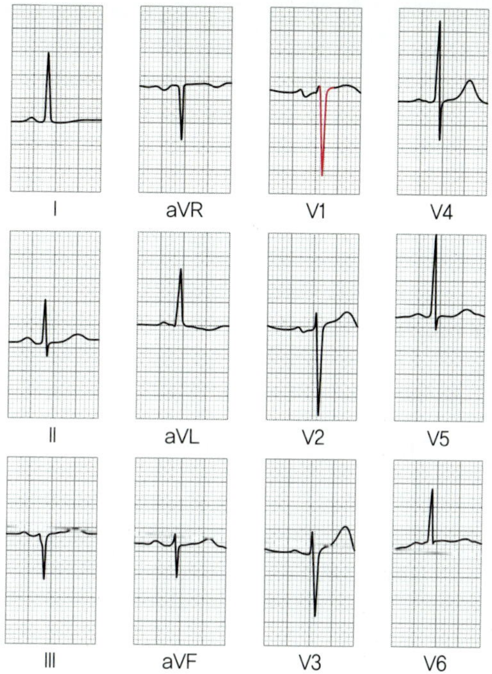

급성 심부전 약물 요법

■ 약물요법의 기준

심장 전체의 전방장애(박출 방해요인) 및 후방장애(박출 어려움) 정도

① 이뇨제

② 혈관확장제

- 정맥계 확장제(질산염제)
- Isorbide dinitrate: 장시간 작용
- Sodium nitroprusside: 빠르고 강하게 작용
- 동맥계 확장제(ACE 억제제)

③ 강심제: 심근수축력 강화

- digitalis 제제(digoxin과 digitoxin)
  β-교감신경 차단제, 혈관이완제

- 기타 강심제
  - Dobutamine: 심장수축력, 심박출량 증가 → 심근관류 호전
  - Levosimendan(Sim dax): 심근세포에서 Troponin C와 결합하여 심장수축력 증가 (∴ 심근경색 위험성 높은 대상자에게 투여)

- Dopamine과 Dobutamine(β-교감신경 차단제)
  - 일부 심부전 대상자 상태 호전(높은 수치의 교감신경 자극/카테콜라민에 장기간 노출되면 심장기능 악화 ↔ β-교감신경 차단제는 높은 수치의 교감신경 자극/카테콜라민에 장기간 노출되는 현상 줄이고, 이환율/사망률 줄여주고 삶의 질 향상
  - ACE 억제제, Captopril, Enalpril, Lisinopril, Ramipril, 이뇨제 치료 후 천천히 시작함
  - β-차단제: Carvediolol, Metoprlol, Bisoprolol이 심부전에 효과적임
  - 낮은 용량 투여 → 용량 증가(서맥, 저혈압 관찰)
  - 매일 체중 측정, 심부전 악화 증상 교육, 혈압, 맥박, 활동지속성, 기좌호흡, 피로 사정)

만성 심부전 약물 요법

① ACE 억제제

- 안지오텐신 II(혈관수축물질) 생산 억제
- 브라디키닌(bradykinin, 혈관확장물질) 증가
- 부작용: 브라디키닌(bradykinin)이 기침 유발

② β-차단제

- 심부전 예후와 심기능 개선
- 부작용: 심근수축 억제
  소량 시작 및 서서히 증량

③ 강심제

- 상황에 따라 생명 및 예후 악화 가능 → 상황에 따라 사용함

급성 심부전 치료

■ 목표

심부전으로 인한 증상 치료, 질병의 진행 속도 늦추고 심기능 보존

■ 비약물요법

① **산소공급**: 40~60%의 산소를 6~9L/분 주는 것이 효과적임

② 안정

- 산소요구도를 감소시키기 위해 반 좌위나 좌위를 취함
- 방문객 제한

③ 수분 제한

- 중등도 심부전 시 1일 1000mL 이하, 중증 심부전시 1일 500mL 이하
- 수분 공급은 24시간 소변 배설량보다 적게 공급함

④ 염분 제한: 염분은 조직 내에 수분을 저류시켜 순환혈액량을 증가시켜 심부전을 악화시킴
염분 제한은 심부전 환자에게 매우 중요(나트륨이 있는 음식과 음료: 훈제된 고기와 생선, 감자 칩…)
*비타민을 보강한 저칼로리 식이는 체중 감소가 되어 산소요구량이 감소됨

⑤ 원인질환, 위험인자(고혈압, 고지혈증, 흡연, 당뇨, 스트레스 성격 등) 조절

비수술 요법

■ 비침습적 방법

■ 침습적 방법

① 지속적 양압요법(Continuous positive airway pressure, CAPA)

- 대상자에게 수면 무호흡 있을 때 이용
- 수면 무호흡 → 심장으로 가는 산소 감소(관상동맥질환의 직접적 원인)
- 수면무호흡 완화, 전부하, 후부하, 혈압, 부정맥 감소 → 심박출량/박출계수 늘림

② 심장 재동기화 요법(Cardiac resynchronization therapy, CRT)

- 좌우심실에 박동 형성하는 방법, 전기충격 주어 심실이 정상 수축주기에 수축하도록 함
- 박출계수, 심박출량, 평균 동맥압 향상, NYHA class Ⅲ, Ⅳ 심부전 대상자의 박출계수 35% 미만 시 적용

③ 유전자요법(Gene therapy)

- 심장이식 할 수 없는 말기심부전 환자에게 적용, 좌심실 성장인자 주사
- 연구단계임

수술 요법

① **좌심실 보조기구**

② **우심실 보조기구**

③ **새로운 수술법**

- 부분적 좌심실 절제술
- 심실내부 원형 첩포술
- Acorn 심장 지지장치

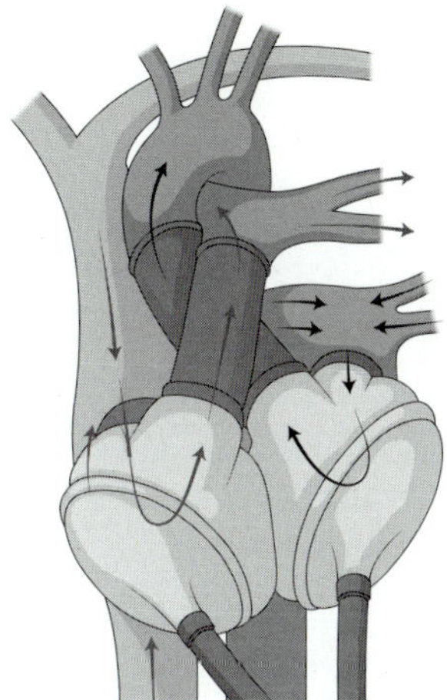

좌심실 보조기구와 우심실 보조기구

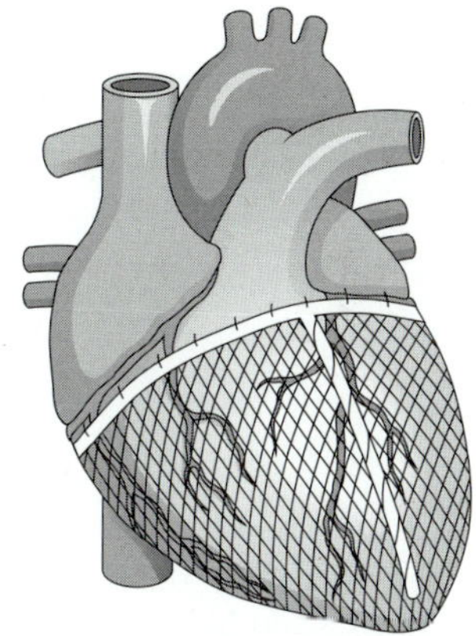

Acorn 심장 지지장치

IV ECG TEST

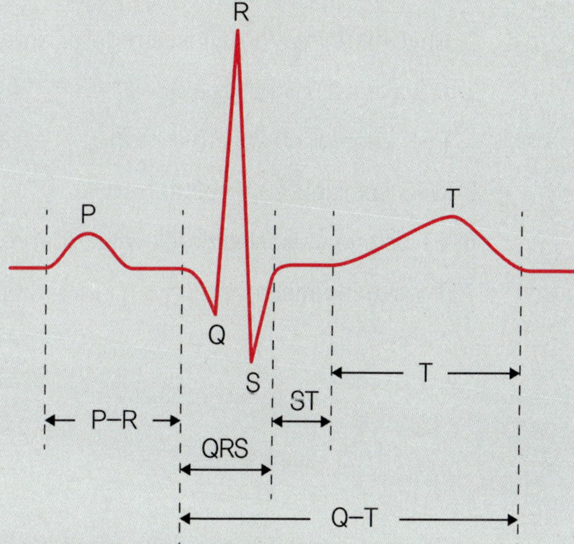

ECG reading

1. Rate: normal/tachycardia/bradycardia
2. Rhythm: normal/arrhythmia(regullar, irregullar)
3. P wave <2.5mm(정상2눈금)
4. P–R interval <0.2sec(정상3–5눈금)
5. QRS complex <0.12sec(정상1–2.5눈금)
6. ST segment: isoelectric/elevation/depression
7. T wave: normal/inversion

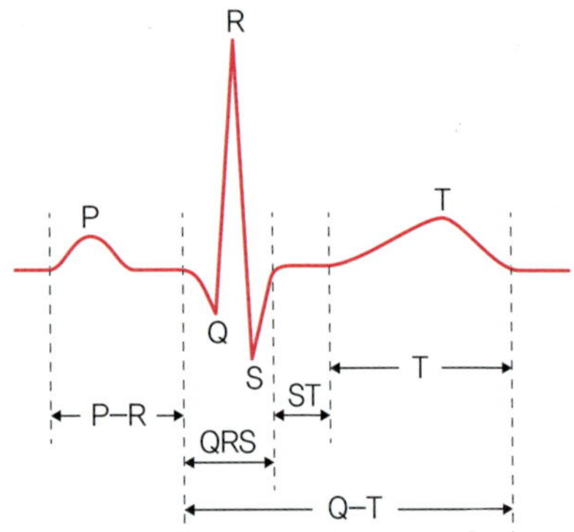

정확한 심전도 기록의 중요성

교류간섭 – 환자 침상에서의 전기적인 간섭으로 유발

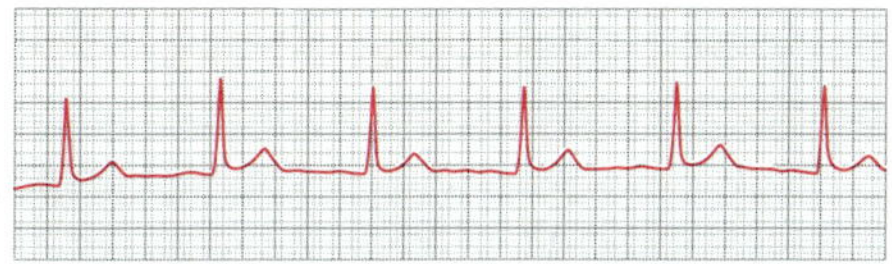

근육의 떨림 – 환자 자신의 근육강직(tense muscle)이나 근육의 움직임(muscle movement)으로 발생

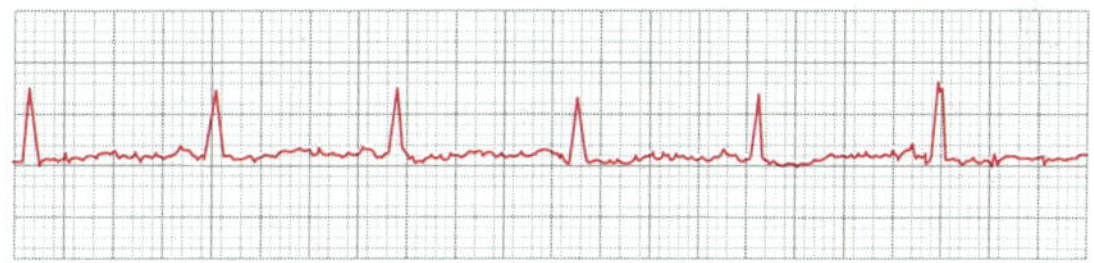

기지선 요동 – 환자 피부와 부착된 전극의 접촉이 불량할 때 발생

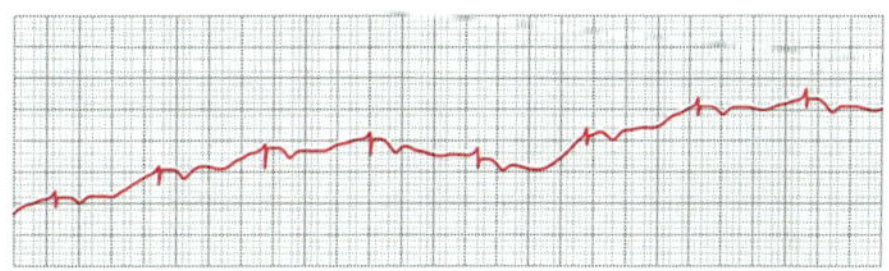

Test 1

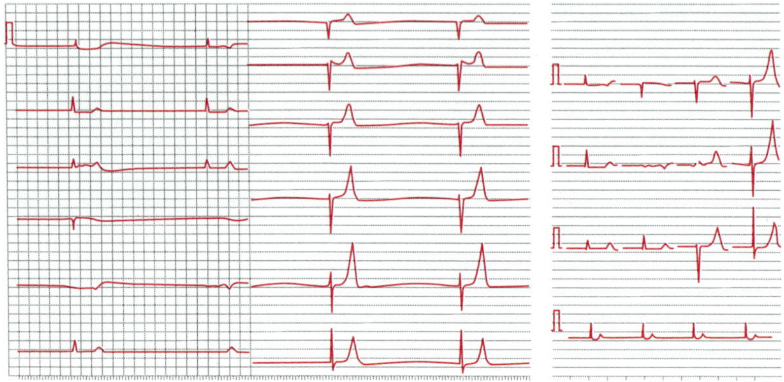

정답 1. Rate; 26회/분

2. Sius bradycardia

3. tall T; Hyperkalemia

4. long QTC; QRS시작과 T끝을 보면 정상10칸이나 14칸으로 Hypocalcemia

Test 2

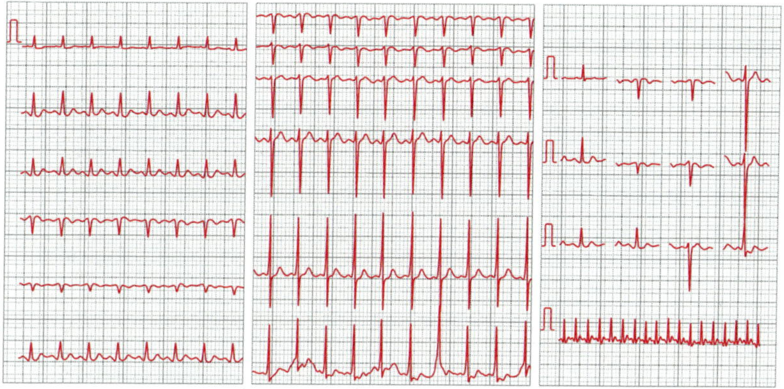

정답 1. Rate; 105회/분

2. Sinus tachycardia; 정상 P파와 QRS, 리듬 규칙적

3. 축은 정상이나 V5, V6 voltage 높으므로 LVH

Test 3

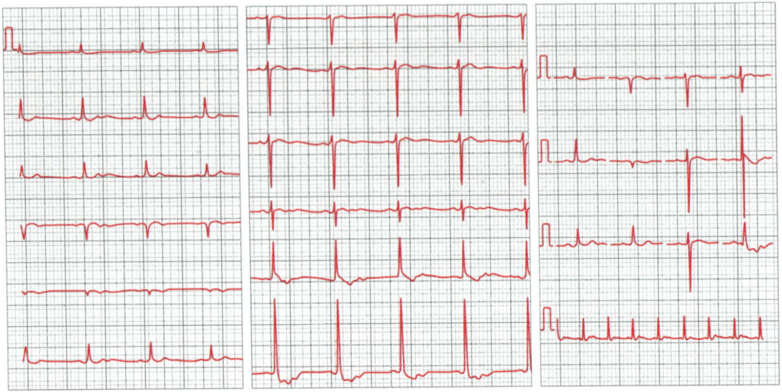

정답 1. Rate; 48회/분

2. Sinus bradycardia; 정상 P파와 QRS, 리듬 규칙적

3. V6 voltage 높으므로 LVH

4. short QTC; 정상QTC 10칸이나 9칸이므로 짧다.

Test 4

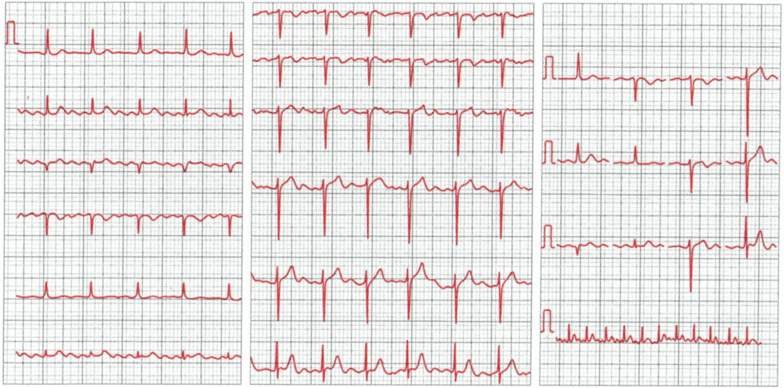

정답 1. Rate; 68회/분

2. 3 ; 1Atrial flutter

Test 5

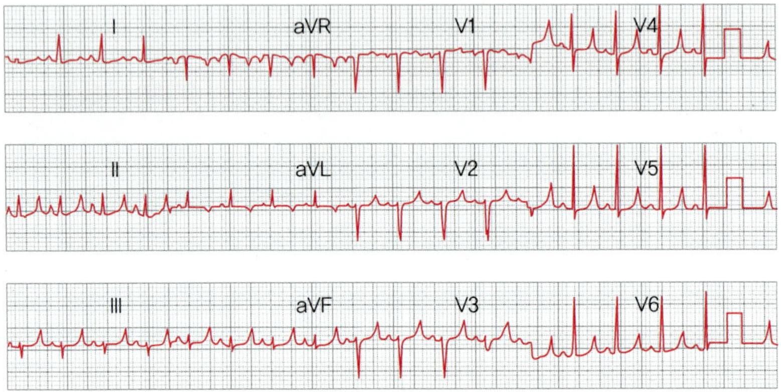

정답 1. Rate; 100회/분
2. Sinus rhythm
3. 양심방비대
4. tall T; Hyperkalemia
5. long QTC; QRS시작과 T끝을 보면 정상10칸이나 12칸으로 Hypocalcemia

Test 6

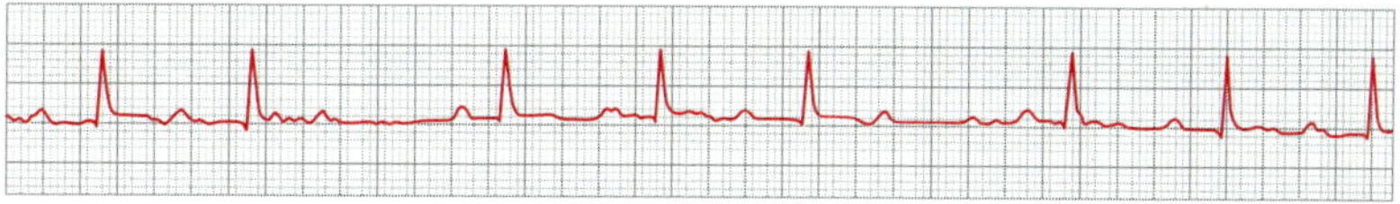

정답 1. PR 간격이 점차 길어지다 결국 QRS 사라짐; Second degree AV Block (Mobitz type I) = Wenckebach형

2. Sinus rhythm

Test 7

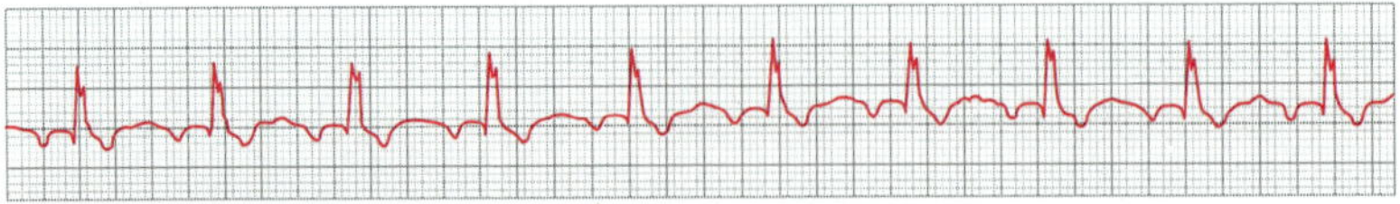

정답 1. Rate; 100회/분

2. Sinus rhythm

3. 특징적인 F파, RR간격은 규칙적인 것과 불규칙적인 것 출현으로 2;1 Atrial flutter

4. RBBB

Test 8

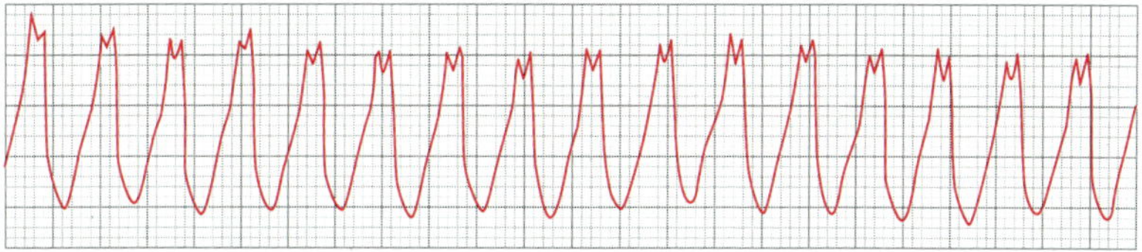

정답 1. Rate; 166회/분

2. PVC 연속 3회 이상 출현, QRS폭 넓음, RR 대부분 규칙적임으로 VT

3. RBBB

치료 신속한 제세동

Test 9

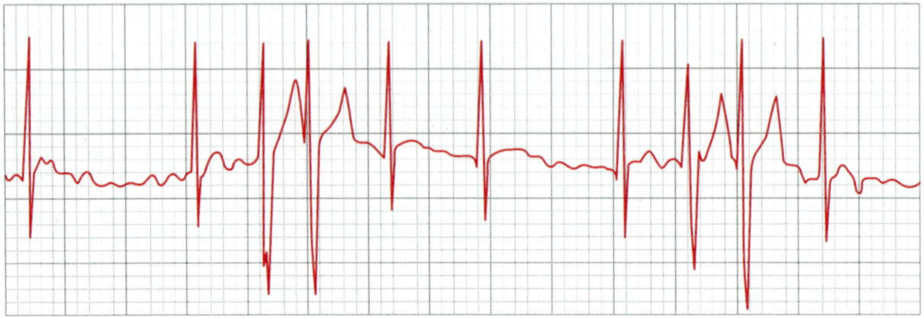

정답
- 기선엔 세동이며, RR이 불규칙하므로 A-fib
- 심방의 확장시간이 짧아 심박출량 저하가 나타남
- 지속되는 경우 심방에 혈전 생성으로 뇌경색 유발

Test 10

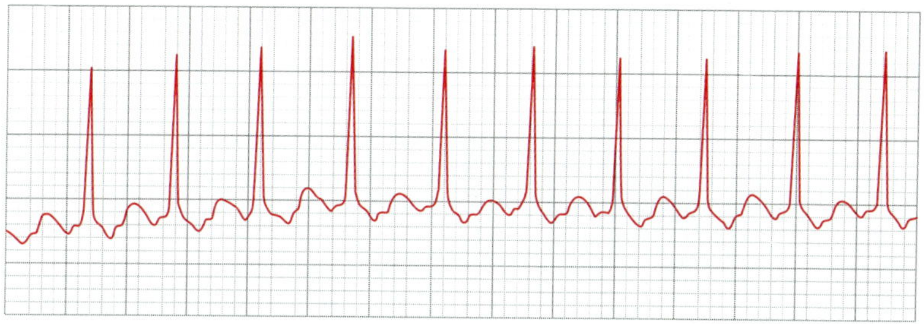

정답 • RR은 규칙적인 것과 불규칙적인 것을 보임

• 1;1 Atrial flutter

• 호흡곤란 호소

치료 제세동기, 항부정맥제 사용

Test 11

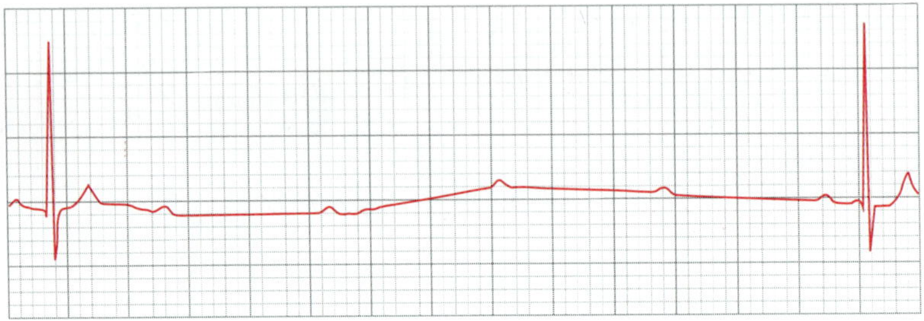

정답 • PR 간격이 0.20초 5칸 이상으로 First degree AV Block

• 심방, 심실 고유 리듬으로 심방과 심실 각각 뛰므로 Third degree AV Block 동반

Test 12

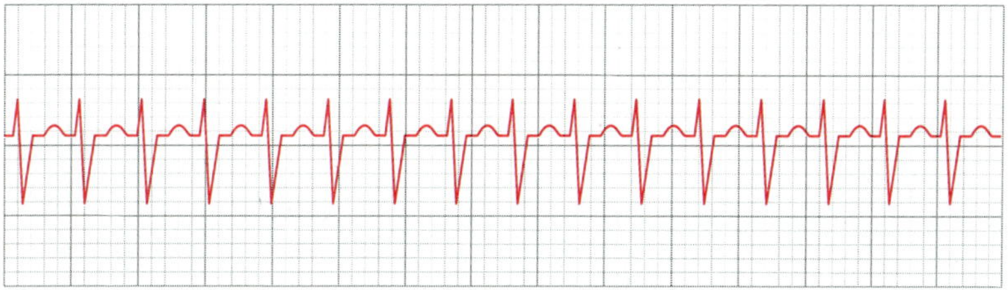

정답 P파(P'파)를 확인할 수 없으며, P파가 있어도 파형은 다르므로 PSVT

Test 13

A–fib 미세한 떨림, f파

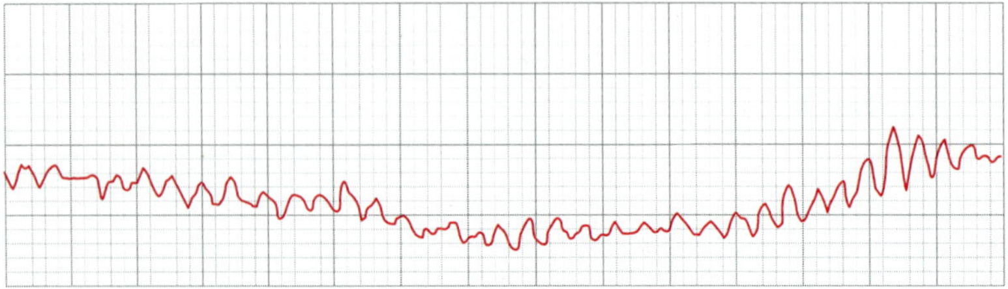

정답 미세한 떨림, f파로 A–fib

Test 14

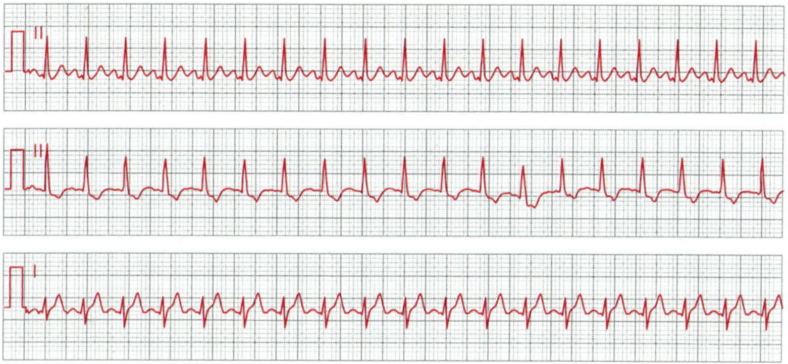

정답 Rate; 160/분

Sinus tachycardia

Test 15

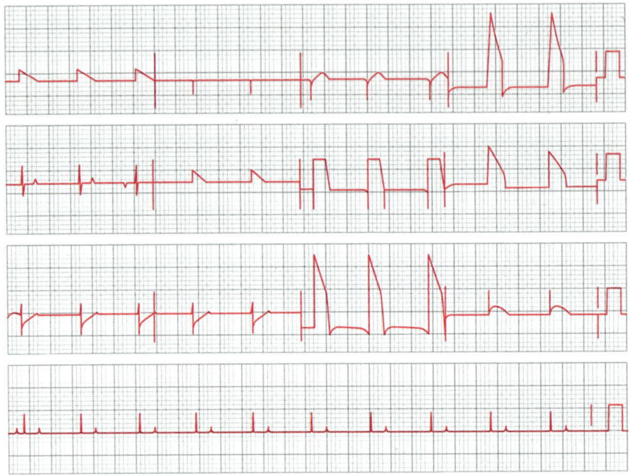

정답 • I, aVL, V5, V6에서 ST 분절 상승하여 측벽 심근경색

• V1, V2, V3, V4에서 ST 분절 상승하여 전벽 심근경색

심전도 판독법 1

1) PR interval과 QRS폭을 측정한다.

- **PR간격이 0.2초 이상 연장되면 1도 방실차단이다.**

PR 간격이 점차 길어지다가 심실전도 block으로 결국 QRS파가 사라지는 방실차단은 Mobitz type I (Wenckebach형)이다.

PR 간격이 일정하다가 갑자기 심실전도 block으로 갑자기 QRS파 사라지는 방실차단은 Mobitz type II이다.

심방에서 심실로 전기자극이 전혀 전달되지 않는 상태의 방실차단은 완전방실차단으로 Third degree AV Block이다.

- **QRS폭이 0.11초 이상 연장이면 우각, 좌각 블럭이다.**

우각블럭은 V1에서 현저한 양성의 QRS군, 1 유도에서 넓은 S파를 보인다.

좌각블럭은 V1에서 현저한 음성의 QRS군, V6에서의 현저한 양성의 QRS군

2) 맥박수와 심율동을 파악, 심장의 QRS축을 측정한다.

- 정상율동인 경우

가장 빠른 방법으로 R파를 기준으로 굵은 선을 선택하여 첫 번째 굵은 선에 R파가 있으면 300-150-100-75-60-50회…로 셀 수 있다. 혹은 300 나누기 RR간격으로 셀 수 있다.

- 부정맥이 규칙적인 경우

R-R 간격이 3코마(15mm) 이하이면 빈맥, R-R 간격이 5코마(25mm)이상이면 서맥이다.

- 부정맥 불규칙한 경우

60초(300코마) full check-60초 안의 R과 R 보기 또는 10초 30코마×6으로 계산한다.

- 축으로 알 수 있는 것

RAD(l에서 -, avF에서는 +) 시에는 우심실에 부하이다.

LAD(l에서 +, avF에서는 -) 시에는 좌심실에 부하이다.

심전도 판독법 2

3) V1에서 보는 심방비대

- 골이 깊거나 넓다 → 좌심방 수축이 강하다 → 좌심방비대
- 산이 높다 → 우심방의 수축이 강하다 → 우심방비대
- II유도에서 p파가 0.25mv보다 높게 나타난다 → 우심방비대

4) 심실비대를 알 수 있는 것

- 우심실비대는 V1에서 r wave의 전압– V1에서 R > S or, V1의 R + V6의 S > 11mm과 우축편위이다.
- 좌심실비대는 V1에서 S wave가 11mm 이상의 경우, V5, V6을 반드시 본다.

→ V1의 S + V5의 R > 35mm

→ or, 단독으로는 V5 또는 V6의 R > 27mm

→ or, aVL의 R파 > 혹은 > 11mm와 좌축편위

5) 심근경색 진단

- 비정상적인 Q파, ST분절 상승을 보이거나 R파의 소실로 진단할 수 있다.
- 전벽심근경색 – 유도 V1–V4에 Q파, ST분절 상승
- 전중격 심근경색 – V1, V2, V1–V3에서 Q파, V1, V2에 R파 상향 진행 없음, ST분절 상승
- 측벽 심근경색 – I, aVL, V5, V6에 Q파, ST분절 상승
- 하벽 심근경색 – II, III, aVF에 Q파, ST분절 상승
- 우심실경색 – 하벽 심근경색 환자 중 II, III, aVF에 Q파, ST분절 상승이 나타나고 현저한 혈압 하강이 보이면 → 심전도 reverse 체크 후 V4에서 ST분절 상승이 보이면 Right ventricular경색이다.
- 후벽 심근경색 – V1, V2에 큰 R파와 가끔 T파를 동반 V1, V2에 ST분절 하강

심전도 판독법 3

6) 심전도의 기타변화를 본다.

- 조기재분극 – 특히 V4, V5, V6에서 ST 분절 상승
- 저칼륨 – U파 출현, T파가 낮아진다.
- 고칼륨 – T파가 뾰족한 텐트모양
- 저칼슘 – ST분절의 연장
- 고칼슘 – ST분절의 단축
- 디기탈리스 효과 – ST분절의 하강하여 국자모양(Scooping), T파 평편하거나 역위, 특히 높은 R파

V Quiz

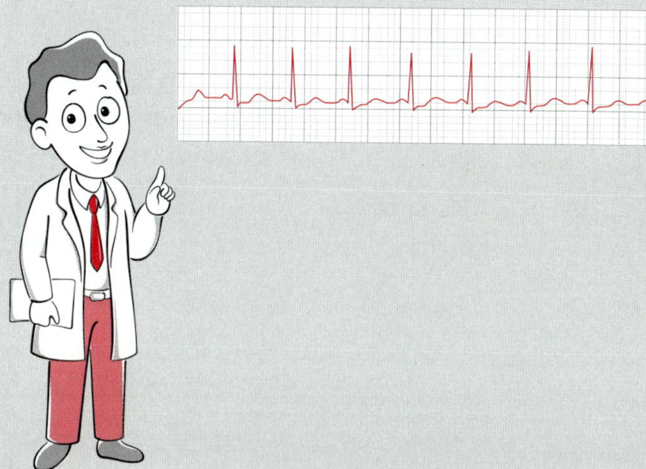

1. 아래의 심전도 특성을 구분하고 리듬을 설명하시오.

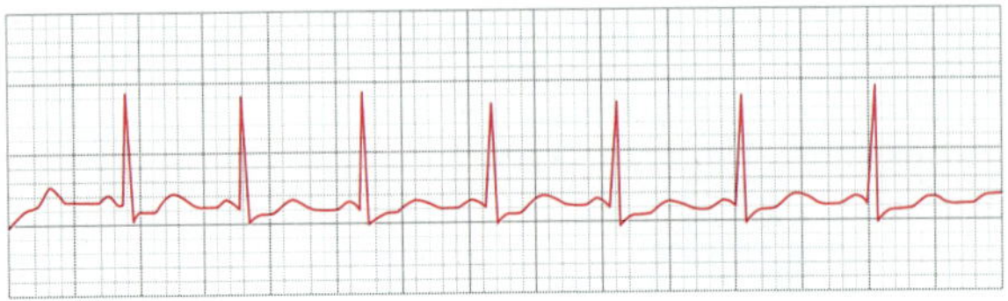

리듬 :

비율 :

P파 :

PR 간격 :

QRS complex :

T 파 :

QT 간격 :

해석 :

정답

리듬: 심방과 심실의 리듬은 둘 다 규칙적이다.
P파: 정상 크기와 형태
QRS complex: 0.08초이며, 정상 크기와 형태
해석: NSR(Normal Sinus Rhythm)

비율: 심방과 심실의 분당 박동율은 둘 다 79회이다.
PR 간격: 0.12초
QT 간격: 0.44초

2. 분당 40회의 동성서맥이 있는 환자가 전형적으로 경험하는 것은?

① 고혈압

② 흉통과 호흡곤란

③ 안면홍조와 운동실조

④ 지각증상 없음

정답: ②

심박출량 감소로 인해 서맥증상이 나타나는 환자는 흉통과 호흡곤란이 생길 수 있다.
또한 악설음, 제3심음, 갑작스런 혼돈이 나타날 수 있다.

3. 심실세동(ventricular fibrillation)일 때 즉각적인 치료과정에 해당되는 것은?

① epinephrine 투여, 제세동 및 procainamide 투여

② 제세동; CPR, atropine 및 lidocaine 투여

③ epinephrine 투여, 제세동 및 atropine 투여

④ 제세동, CPR, epinephrine 또는 vasopressin 투여, CPR 및 제세동

정답: ④

제세동 먼저 시행 후 2분 동안 CPR하고 다시 제세동과 CPR 이후 epinephrine 또는 vasopressin 투여하고 CPR 및 제세동을 다시 시작한다.

4. 3도 방실차단 증상에 대해 선호되는 치료법은?

① atropine

② pacemaker

③ epinephrine

④ dopamine

정답: ②

3도 방실차단 증상은 영구적인 심장박동기를 삽입 전까지 경피 혹은 경정맥 심장박동기를 통해 치료를 권유한다.

5. 아래와 같은 도표(strip)를 보다시피 심실리듬의 변화는 불규칙하고 심박수는 130 심장박동수/분, P파는 나타나지 않았을 뿐더러 PR간격과 QT간격은 측정할 수 없다. QRS의 폭은 다양한 지속성을 지녀 광범위하고 기묘한 반면 T파는 QRS의 폭과는 달리 정반대로 나타났다. 이 리듬을 풀이하자면 다음 중 어떤 것인가?

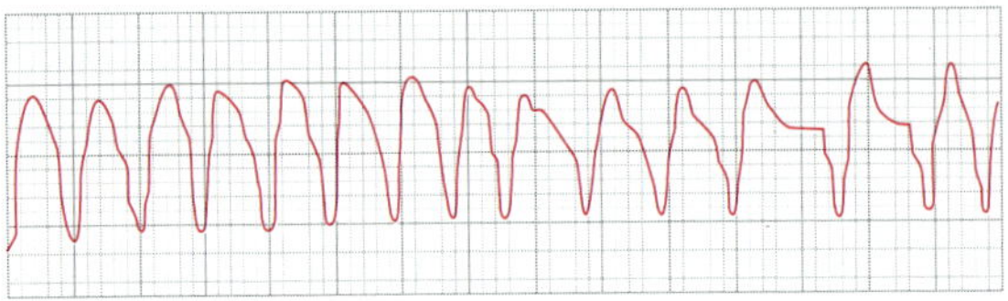

① 심실세동 ② 심실빈맥

③ 심실고유리듬 ④ 동서맥

정답: ②

이 도표(STRIP)는 심실빈맥으로 나타났다. 리듬이 불규칙하고 심박수는 매분 100–200이 된다. P파는 나타나지 않았고 PR간격과 QT간격은 측정할 수 없으며 QRS의 폭은 광범위하고 기묘했으며 T파는 QRS의 폭과는 정반대로 나타났다.

참고문헌

경북대학교 간호과학연구소(2012). 근거중심간호를 위한 체계적 문헌고찰. 경북대학교 간호과학연구소. 춘계학술대회

김금순 외(2012). 성인간호학. 수문사.

김금순, 김옥숙 외(2012). 성인간호학. 수문사.

김명희, 김옥숙 외(2011). 산화장애. 수문사.

김수경 외(2012). 알기쉬운 임상약리학. 정담미디어.

김조자 외(1999). 심전도. 현문사.

신곡태(2005). Steps to Internal Medicine 내과학 심혈관질환 3. 정담.

인제대학교 건강과학연구소(2012). 근거기반실무의 현황과 전망. 인제대학교 건강과학연구소 심포지움.

한국해부생리학교수협의회(2012). 생리학. 정담미디어.

Fumihiko Miyake(2005). 알기쉬운 모니터 심전도. 한국의학.

Karen Comerford(2012). *ACLS Review Made Incredibly Easy 2nd edition*. Wolters Kluwer, Lippincott Williams & Wilkins.

Priscilla LeMone, Karen BURKE, Gerene Bauldoff, Paula GubrudMedical(2012). *Surgical Nursing 5th edition*. Pearson,

ROBERT J. HUSZAR(2002). *Pocket Guide to Basic Dysrhythmias*. Mosby.

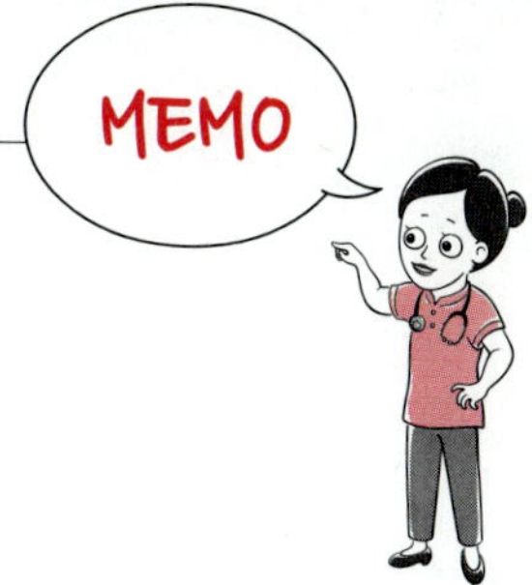
MEMO

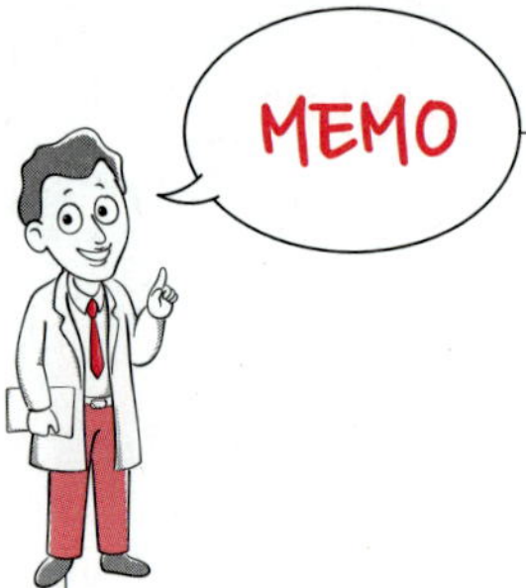
MEMO

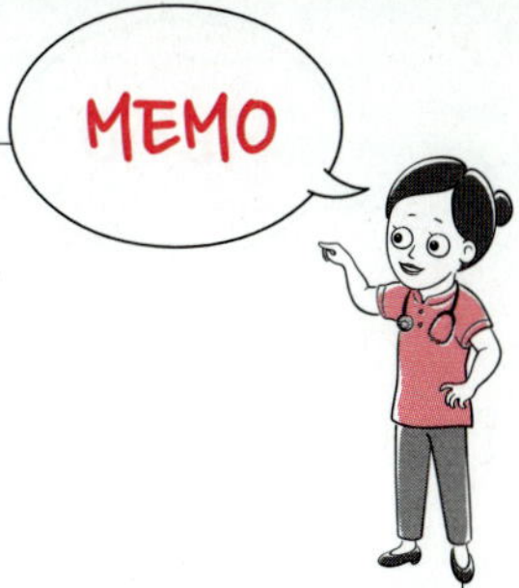
MEMO

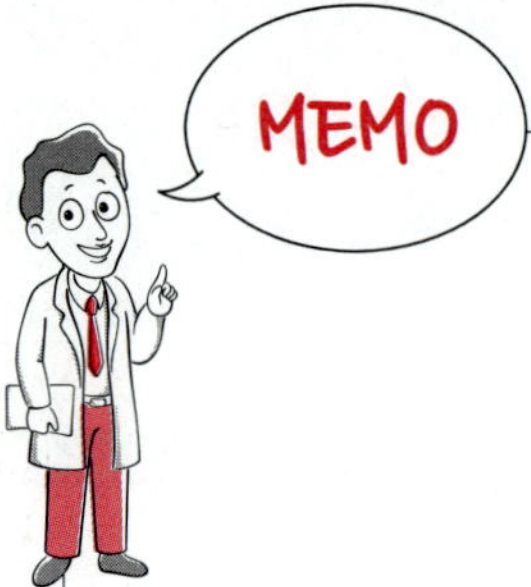
MEMO